Helga Baureis · **Du wirst ja immer jünger!**

Voller Lust und Laune!

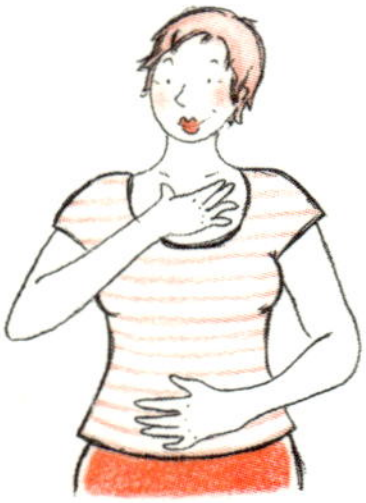

Elly Hoekstra / Doke van der Neer, Trainerinnen: **Der aktive Beckenboden.** Die Spannkraft erhalten, wiederherstellen und fördern – mit sanften Übungen zu mehr Lebensfreude im Alltag. 4. Auflage! ISBN 978-3-0350-5061-5
–: **Heile deinen Rücken.** Sanftes Training, leicht und locker: Schmerz verhindern und lindern, Gelenkigkeit, Stabilität fördern. Neu! ISBN 978-3-0350-5076-9

Helga Baureis / Claudia Wagenmann: **Kinder lernen leichter mit Kinesiologie.** Lern- & Konzentrationshilfen – Ratgeber für die Familie. 3. Auflage. ISBN 978-3-0350-0038-2

Heike Höfler, Atemtherapeutin: **Atme dich gesund!** Durch bewusste Entspannung zu Energie und Harmonie. Neu! ISBN 978-3-0350-5077-6

Gerhard Leibold, Heilpraktiker: **Die neuen Vitalstoffe.** Effiziente Hilfe gegen Leistungsabbau und Stress. Neu! ISBN 978-3-0350-3025-9
–: **Saftfasten macht leicht.** Die Frischkur für Geist, Körper und Seele. 3. Auflage. ISBN 978-3-0350-5058-5

Sebastian Kneipp, Kräuterpfarrer: **Pfarrer Kneipps Hausapotheke.** Kräuter, Tees, Tinkturen, Öle und Pulver aus des Herrgotts Garten. 2. Auflage, reich illustriert. ISBN 978-3-0350-5056-1

Shirley Trickett, Krankenschwester: **Endlich wieder angstfrei leben.** Selbsthilferatgeber gegen Angst, Depressionen und Panikattacken. 9. Auflage. ISBN 978-3-0350-0020-7

Manfred A. Ullrich, Heilpraktiker: **Schluss mit Nahrungsmittelallergie.** Ursachen, naturheilkundliche Behandlung, Ernährungsumstellung. Mit vielen Rezepten. ISBN 978-3-0350-5078-3

Gesundheit geht uns über alles!
Bücher von Oesch und Jopp in Ihrer Buchhandlung, Versand- und Internetbuchhandlung
Aktuelle Programm-Informationen kostenlos per Post oder stets unter:
www.joppverlag.ch **www.oeschverlag.ch**

Helga Baureis

Du wirst ja immer jünger!

Die besten Tipps für die schönsten Jahre

Mit Zeichnungen von Jo Bahde

Oesch Verlag

Die in diesem Buch vorgestellten Tipps und Übungen dienen der Selbsthilfe. Sie sind wirksam, leicht durchführbar und für jeden geeignet. Sollten Sie jedoch ernsthafte Gesundheitsprobleme haben, gleich, ob physischen oder psychischen Ursprungs, begeben Sie sich bitte in fachliche Behandlung.
Die Angaben in diesem Band basieren auf dem bei Erscheinen aktuellen Wissensstand von Medizin und Naturheilkunde, soweit er Autorin und Verlag zur Verfügung gestanden hat.
Alle Ratschläge wurden von Autorin und Verlag sorgfältig erwogen und geprüft; dennoch kann eine Garantie nicht übernommen werden. Eine Haftung der Autorin bzw. des Verlags und seiner Beauftragten für Personen-, Sach- und Vermögensschäden ist ausgeschlossen.

Umschlagbild: © photoactive, Oberschleißheim
Druck- und Bindung: Ebner & Spiegel, Ulm
Printed in Germany

ISBN 978-3-0350-5064-6

Gern senden wir Ihnen unser Verlagsverzeichnis:
Oesch Verlag, Jungholzstrasse 28, 8050 Zürich
E-Mail: info@oeschverlag.ch
Telefax 0041 / 44 305 70 66 (CH: 044 305 70 66)

Unser Buchprogramm finden Sie im Internet unter:
www.oeschverlag.ch
www.joppverlag.de

Inhalt

Älterwerden ist gar nicht so schlecht,
wenn man die Alternative bedenkt.

Maurice Chevalier, Schauspieler

Between the Ages
Nicht mehr jung und noch lange nicht alt

Wir bemerken es vor allem an den anderen. Oder wenn wir unser Geburtsdatum aufschreiben. Wenn unsere Kinder auf einmal heiraten oder selbst Kinder bekommen. Und manchmal bemerken wir es, wenn wir in den Spiegel schauen. Wir werden älter. Wirklich? Aber wir sehen doch noch so jung aus und fühlen uns auch so. Wie 29 vielleicht. Oder 35. Die oft gefürchteten »reifen Jahre« zeigen sich auf einmal ganz anders, als wir das mit 20 Jahren dachten. Alt? Runzelig? Geistig verwirrt? Pflegebedürftig? Jenseits von gut und böse? Nein, die Realität sieht ganz anders aus: Heute müssen wir ein gewisses Alter überschritten haben, um im besten Alter zu landen. Und kaum sind wir dort angekommen, stellen wir die Welt auf den Kopf, zuweilen krempeln wir unser gesamtes Leben um, sind mutig, gehen unbekannte Wege, fühlen uns jung und sind unabhängig wie noch nie. Ist es nicht fast genauso wie damals, als wir 20 waren?

Ja, wir fühlen uns ganz prima. Dennoch passiert es manchmal vor dem Einschlafen oder wenn wir nachts wach liegen – vielleicht haben wir gerade eine Reportage gesehen, einen entsprechenden Artikel gelesen oder erleben es hautnah in unserem Umfeld –, plötzlich sind sie da, die dunklen Gedanken, drücken uns auf die Brust oder schnüren uns die Kehle zu: Werde ich auch so vergesslich werden wie mein Vater? Werde ich Osteoporose bekommen wie meine Mutter? Werde ich heute Nacht wieder durch die Wohnung geistern auf der Suche nach ein wenig Schlaf? Werde ich in den nächsten Jahren dick werden und schon bald verwelkt und uralt aussehen? Warum habe ich dieses oder jenes Zipperlein? Wann werde ich erste ernsthafte Altersanzeichen spüren? Vielleicht schon morgen? Negative Vorbilder haben wir genügend, seien es unsere Mütter, unsere Großmütter, unsere Tanten oder sei es die alte Nachbarin von oben, die ihre Wohnung schon lange nicht mehr verlassen kann …

Wenn uns solche Ängste plagen, vergessen wir oft, dass diese »Vorbilder« keine Gültigkeit mehr haben. Denn biologisch gesehen sind wir um vieles jünger als frühere Generationen. Sprach man vor ein paar Jahren noch davon, die Frau habe ihre besten Jahre zwischen 30 und 40, ist diese Zeitspanne weit nach hinten gerutscht. Statt uns aufs Altenteil zurückzuziehen, machen wir »jungen Alten« lieber Pläne für den nächsten Urlaub oder ein Zweitstudium an der Uni. Denn wir waren noch nie so gesund, in jeder Hinsicht fit und lebenslustig wie heute. Und genau das wollen wir auch bleiben. So lange wie möglich! Bunt soll unsere Zukunft sein, aufregend und prickelnd wie ein Glas edlen Champagners.

Wie das geht? Ganz einfach. Auf den folgenden Seiten werden Sie viel darüber erfahren, wie Sie Ihr Leben erleichtern, bereichern und verschönern können. Kleine, praxisnahe Tipps und große, weiterreichende Gedanken werden sich aneinanderreihen. Sie können in diesem Buch schmökern oder sich Ihr persönliches Programm zusammenstellen. Je häufiger Sie bestimmte Übungen wiederholen und je lustvoller Sie neue Punkte in Ihr Leben integrieren, desto eher wird sich eine Veränderung einstellen.

Ganz sicher werden Sie es daran merken, wenn Freunde und Bekannte zu Ihnen sagen: »Wow, siehst du aber gut aus! Du wirst ja immer jünger!«

Alter spielt überhaupt keine Rolle, es sei denn, man ist ein Käse.
Billie Burke, Schauspieler

Was Sie auf den nächsten Seiten erwartet …

Die kluge Frau baut vor

Spätestens, wenn das Alter seine ersten Grüße schickt – neue Falten, eine Lesebrille, Hitzewallungen in der Nacht –, ist es an der Zeit, etwas für sich zu tun. Wer klug ist, beginnt schon vorher damit. Wir alle wollen jung, gesund, schön, fit und lebensfroh sein, und das wollen wir auch so lange wie möglich bleiben. Damit das gelingt, brauchen wir keine wundersamen Versprechungen, sondern zuverlässige Wege, das Ticken unserer biologischen Uhr vom Quick-Step-Takt auf Slowfox zu verlangsamen. Je früher wir mit dem geistigen und körperlichen Training beginnen, desto größer wird der Nutzen sein.

Sie haben die Wahl

Ab wann können wir uns Best Ager nennen? Wo genau verläuft die Altersgrenze? Ende 40? Anfang 50? Ab 55? Genau genommen ist es egal, denn unser eigener Coach in Sachen Altersuhr können wir in jedem Alter werden. Was wir dafür tun müssen? Ganz einfache Dinge beherzigen: Bewusster leben, gesünder genießen, gelassener werden – je früher, desto besser.

Denn auf welche Art und wie schnell wir alt werden, das entscheiden zu einem Großteil wir selbst. Heute und morgen, täglich aufs Neue. Es fängt schon bei der inneren Einstellung an – Altern ist eine ganz natürliche Sache, und je mehr wir diese Tatsache akzeptieren, desto weniger Stress werden wir abbauen müssen. Gemäß einer amerikanischen Studie soll eine positive Einstellung gegenüber dem Leben mit allem, was dazu gehört, unser Dasein sogar um durchschnittlich sieben Jahre verlängern.

Ein weiterer Faktor für genussvolles Altern ist regelmäßige Bewegung, denn die tut nicht nur Muskeln, Knochen und inneren Organen gut, sie kommt auch einem beweglichen Geist zugute. Ganz abgesehen davon, dass Sport für straffe Haut und einen rosigen Teint sorgt.

Auch die Schönheit darf nämlich nicht zu kurz kommen. Wer mit seinem Aussehen zufrieden ist, hat mehr Ausstrahlung und Selbstbewusstsein. Das macht zufrieden.

Natürlich gehört zu einem guten Trainingsprogramm eine große Portion Gesundheitsvorsorge inklusive der entsprechenden Ernährung dazu.

Also: Fangen Sie alsbald mit Ihrem Training an. Blättern Sie durch das Buch und suchen Sie sich spontan eine Übung heraus, die Ihnen »ins Auge sticht«, oder entscheiden Sie sich für das Thema, das Sie am meisten anspricht. Natürlich können Sie es auch auf die klassische Art machen: Seite für Seite durchlesen und am besten gleich die jeweilige Übung machen bzw. einen der vielen Tipps umsetzen. Am Ende des Buches finden Sie dazu eine kleine Gebrauchsanweisung für die vorgeschlagenen Bachblüten und Schüßler-Salze.

Und nun lassen Sie uns gemeinsam am Rad Ihrer Bio-Uhr drehen.

Gerda Neuwirth, Diplom-Psychologin

Ich freue mich aufs Älterwerden, auf die Zeit, wenn ich in Rente bin. Dann kann ich all das tun und so sein, wie ich es will: Die verrückte Alte, der niemand mehr etwas ankreiden kann, die tun und lassen kann, wonach ihr der Sinn steht. Wenn ich meiner Kinderseele freien Lauf lasse, weil ich mit meinen Enkeln auf die Rutschbahn klettere oder mit ihnen um die Wette schaukle, wenn ich Dinge tu, von denen andere sagen: »Das macht man doch nicht!«, werde ich es genießen, frei von gesellschaftlichen Zwängen meiner Lust am Leben nachzugeben.

Ich freue mich darauf, Musik zu machen, vielleicht ein verrücktes Alten-Orchester, vielleicht in eine Alten-WG zu ziehen, endlich frei zu sein und die Dinge auszuprobieren, für die ich jetzt, als Alleinerziehende und Frau, die noch mitten im Berufsleben steht, weder Zeit noch Möglichkeiten habe. Ich hoffe, mein Körper macht so lange wie möglich mit, damit ich die toughe Alte sein kann, die ihre Visionen und Träume verwirklicht. Ich will mir die Rosinen aus dem Kuchen picken, auf Konventionen pfeifen, jeden Tag singen, Theateraufführungen machen, mich ins Auto setzen und nach Italien fahren, weil ich Lust auf ein Eis habe, eine Rentnerdisko ins Leben rufen oder eine Ü-70-Party organisieren, bei der das Mindestalter 50 ist. Was für eine herrliche Zukunft!

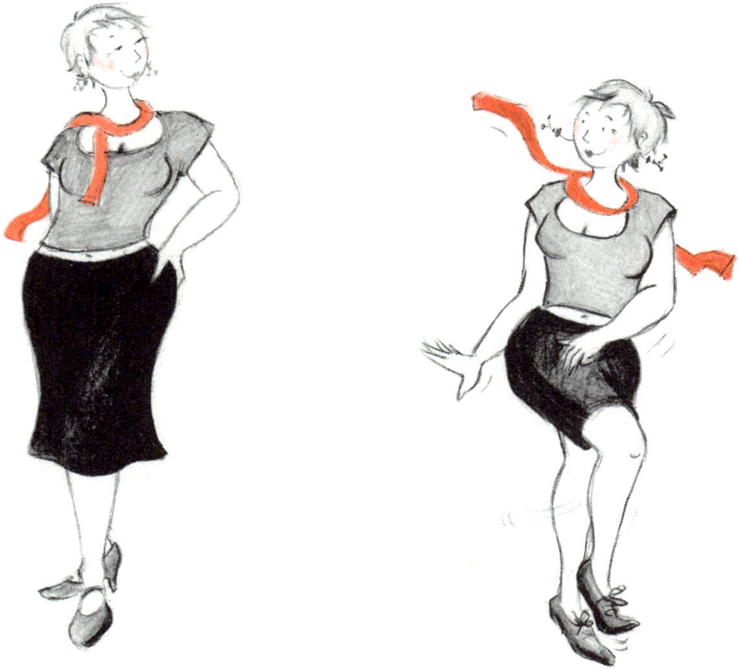

Alles klar im Oberstübchen? Geistig jung und fit

Alternde Menschen sind wie Museen:
Nicht auf die Fassade kommt es an,
sondern auf die Schätze im Innern.
Jeanne Moreau (*1928), frz. Filmschauspielerin

Kennen Sie das? Sie stehen im Parkhaus, lassen Ihren Blick über die abgestellten Fahrzeuge schweifen, doch Ihr eigenes Auto können Sie einfach nicht finden. Sie hatten es doch im dritten Stock abgestellt! Oder war es der zweite? Während Sie ein Stockwerk tiefer hasten, ärgern Sie sich: »Warum merke ich mir nie die Nummer?« In der zweiten Etage angekommen – kein Auto. Jedenfalls nicht Ihres. War es vielleicht der vierte Stock? Doch auch dort sehen Sie nur fremde Fahrzeuge. Langsam steigt Panik in Ihnen hoch. Wie kann das möglich sein? Es ist doch gerade mal eine Stunde her, dass Sie es hier abgestellt haben. Sie überlegen fieberhaft, ob Sie Ausgang »Fußgängerzone« oder »Kaufhaus« genommen haben, doch es fällt Ihnen einfach nicht ein. Ihr Kopf ist wie leer geblasen!

Oder aber Sie suchen zu Hause Ihren Schlüssel. Sie haben bereits sämtliche Taschen durchforstet, unter dem Sofa nachgeschaut und auf dem Küchentisch. Sie haben die Schubladen des Flurschränkchens durchwühlt und an den unwahrscheinlichsten Stellen gesucht. Doch der Schlüssel ist einfach weg! Genauso wie Ihre Erinnerung daran, wo Sie ihn abgelegt haben. Sie versuchen, sich die Stelle vor Ihr inneres Auge zu holen. Doch da ist nichts außer einer weißen Fläche …

Ob es sich nun um das unauffindbare Auto, den verlegten Schlüssel, eine vergessene Telefonnummer handelt oder darum, dass uns die eigene Bankverbindung nicht mehr einfallen will – urplötzlich fährt uns der Schreck in die Glieder: »Jetzt schon? Werde ich etwa alt?« Haben wir unsere Vergesslichkeit erst gestern noch spaßhaft »Alzheimer light« genannt, schleicht sich heute die Angst vor beginnender Demenz heran: »Geht es von nun an abwärts?«

Wenn Sie diese Angst plagen sollte, dann erinnern Sie sich bitte: Haben Sie, als Sie in den Zwanzigern oder Dreißigern waren, nicht auch ab und zu etwas vergessen oder liegen gelassen? Damals dachten Sie vielleicht, sie seien unachtsam gewesen, zu gestresst, mit den Gedanken ganz woanders. Sie waren milde mit sich: »Hätte ich halt besser aufpassen müssen!« Damals war es ganz normal, dass Ihnen derartige Missgeschicke passierten. Warum sollte Ihnen das in der Gegenwart nicht mehr geschehen dürfen? Unkonzentriert, in Gedanken versunken oder leichtsinnig sein ist auch in den besten Jahren erlaubt!

Doch natürlich müssen Sie Ihre Zerstreutheit nicht einfach hinnehmen. Sie können etwas tun, um Ihr Erinnerungsvermögen zu verbessern, Ihre Konzentration zu erhöhen oder einfach ein wenig schneller zu schalten.

Tagein, tagaus dieselbe Leier ...

Unser Leben wird weitestgehend von festen Ritualen bestimmt: Jeden Tag um dieselbe Zeit aufstehen, frühstücken, zur Arbeit fahren, zum Mittagessen in die Kantine gehen, nach Hause kommen, zu Abend essen, noch ein wenig aufräumen, danach Sport treiben, fernsehen, lesen oder Freunde treffen. Tag für Tag mehr oder weniger dasselbe Programm. Auch am Wochenende gibt es kaum Abwechslung. Wir schlafen aus, gehen auf den Markt einkaufen, putzen unsere Wohnung, gehen abends ein Bier oder einen Cocktail trinken, machen sonntags einen Ausflug. Unser Alltag ist recht vorhersehbar, und wirkliche Überraschungen bietet er kaum. Wir haben unseren Lieblingsitaliener, unsere bevorzugten Fernsehsendungen, unseren üblichen Weg zur Arbeit, und auch unsere Freizeitbeschäftigungen wiederholen sich.

Weil wir so selten von unseren eingefahrenen Gleisen abweichen, benutzen wir ständig dieselben Gehirnbahnen. Gewohnheiten und Rituale haben unbestritten ihre guten Seiten. Sie geben Sicherheit, Beständigkeit und Geborgenheit in einer unruhigen Welt. Doch wer zu viel Routine lebt, wer sagt: »Kenn ich schon, weiß ich schon, hatte ich schon«, fordert sein Gehirn zu wenig. Denn je seltener wir etwas Neues wagen, desto bequemer und schwerfälliger wird unser Denkapparat. Vor allem widerspricht das seiner eigentlichen Bestimmung, denn die Lieblingsbeschäftigung unseres Gehirns ist lernen! Es will neue Reize für alle Sinne, es giert regelrecht danach, dass Augen, Ohren, Nase, Gaumen, Hände und Füße, genau genommen der ganze Körper, fremde Dinge erkunden, erlernen und erfahren.

Fordern Sie Ihr Gehirn heraus

Älterwerden muss nicht automatisch zu Vergesslichkeit oder Verwirrung führen. Glaubte man früher, die Gehirntätigkeit würde mit dem Alter nachlassen, weiß man es heute besser: Unser Gehirn ist auf lebenslanges Lernen programmiert! Nicht nur in den Köpfen kleiner Kinder geht es oft richtig rund, auch die Nervenbahnen in unseren erwachsenen Gehirnen können sich jederzeit verändern, täglich können Zigtausende neuer Nervenzellen entstehen.

Sie sind ungeübte Autofahrerin und fahren deshalb nur dorthin, wo Sie sich auskennen? Sie gehen Konfrontationen mit unangenehmen Gefühlen lieber aus dem Weg? Sie stehen schon Ihr Leben lang morgens um 7 Uhr auf, und daher muss es auch so bleiben? Dann sind Sie auf dem besten Weg, innerlich (und auch äußerlich) starr zu werden. Wenn wir uns Veränderungen dauerhaft verweigern, werden wir alt, und zwar unabhängig von unserem realen Alter. Wenn wir uns allerdings Herausforderungen stellen – oder sie sogar ganz bewusst suchen –, wenn wir neue Wege gehen und ein Problem einmal von einer anderen Seite anpacken, wenn wir Gefühle zulassen, auch wenn sie negativ sind, bleiben wir geistig beweglich und jung.

Konfrontieren Sie also Ihr Gehirn so oft wie möglich mit neuen Dingen, damit es sich anpassen, verändern und dadurch wachsen kann. Fallen Sie aus der Routine und aus der Rolle, machen Sie Alltagsdinge einmal bewusst ganz anders. Ihr Gehirn wird diese Herausforderungen lieben, denn es fährt auf alles ab, was neu ist, und produziert dabei Stoffe, die uns glücklich machen.

Stellen Sie Ihre Welt auf den Kopf

Wir haben fünf Sinne, aber wir fordern Sie sehr unterschiedlich. In unserem alltäglichen Leben steht an erster Stelle das Sehen, gefolgt vom Hören. Die Sinne Tasten, Schmecken und Riechen werden von den meisten Menschen eher vernachlässigt. Doch sobald wir unser Lieblingsorgan schließen, hört, riecht, schmeckt und fühlt sich die Welt auf einmal ganz anders an. So können endlich die anderen Sinne dominieren und unser Gehirn darf das tun, was es liebt, nämlich neue Informationen sammeln und dadurch neue Nervenbahnen aktivieren.

Wie das geht? Machen Sie die Dinge des täglichen Lebens einmal ganz anders als sonst: Lassen Sie sich von klassischer Musik statt Popmusik wecken. Stellen Sie sich mit geschlossenen Augen unter die Dusche und verlassen Sie sich beim Einstellen der Temperatur und beim Greifen nach Ihren Duschutensilien auf Ihren Tastsinn. Benutzen Sie statt Ihres gewohnten Duschgels eine Seife mit neuem Duft. Duschen Sie abends statt morgens. Wenn Sie sonst immer Marmeladebrötchen und Kaffee frühstücken, greifen Sie heute einmal zu Müsli und Tee und benutzen Sie Ihre nicht-dominante Hand zum Essen. Wählen Sie einen anderen Weg, um zur Arbeit zu kommen, nehmen Sie die Straßenbahn oder das Fahrrad. Räumen Sie Ihren Schreibtisch um, stellen Sie Fotos, Ihre Uhr oder Ihren Kalender auf den Kopf. Verzichten Sie auf den Kantinenbesuch, nehmen Sie Ihr Mittagessen während eines Spaziergangs ein. Essen Sie im Bett statt am Tisch, nehmen Sie Finger oder Essstäbchen, essen Sie mit geschlossenen Augen, lassen Sie sich füttern und erraten Sie, was Ihnen in den Mund gesteckt wird. Essen Sie das Dessert vor dem Hauptgang. Probieren Sie fremdartige Gerichte (und Gerüche) aus: essen Sie indisch, ungarisch, japanisch, russisch, mexikanisch, afrikanisch oder schwedisch. Räumen Sie Ihren Küchenschrank anders ein, stellen Sie Ihre Wohnzimmermöbel um, legen Sie sich auf die andere Bettseite, setzen Sie sich zum Fernsehen auf den Boden. Wechseln Sie Blumenhändler, Bäcker, Reinigung, Friseurin, gehen Sie statt in den Supermarkt auf Märkte oder in einen asiatischen Laden. Lernen Sie eine Fremdsprache, besuchen Sie einen Zeichen-, Koch- oder Modellierkurs. Lernen Sie golfen, tanzen, seilhüpfen oder tauchen, bewegen Sie sich anders als sonst, gehen Sie die Treppe rückwärts hoch, hüpfen Sie auf einem Bein durch die Wohnung, krabbeln Sie auf allen Vieren, bewegen Sie sich kriechend wie ein Reptil oder eine Schlange. Gehen Sie zelten statt ins Hotel, fahren Sie mit einer Gruppe in Urlaub statt zu zweit, fahren Sie ans Meer, wenn Sie sonst immer in die Berge reisen, fahren Sie aufs Geradewohl los, wenn Sie sonst immer planen. Überraschen Sie Ihre Gäste mit einer Pantomimeeinlage oder laden Sie zum Spieleabend ein. Lesen Sie mit Ihrem Partner zusammen eine Gute-Nacht-Geschichte und wechseln Sie sich mit dem Vorlesen ab. Tun Sie etwas, das Sie schon immer tun wollten, sich aber nie getraut haben: Fahren Sie zum ersten Mal alleine in Urlaub, gehen Sie ohne Regenschirm spazieren, besuchen Sie ein Restaurant oder eine Bar und setzen Sie sich so, dass alle Sie sehen können, werden Sie Mitglied in einem Gesangsverein und singen Sie aus vollem Herzen. Das mag Sie zu Beginn ein wenig Überwindung kosten, aber die entstandenen Glücksgefühle sind durch nichts zu ersetzen.

Seien Sie einfach ganz kreativ und stellen Sie Ihre Welt auf den Kopf! Natürlich nicht gleich alles an einem Tag, aber probieren Sie immer wieder Neues aus. Doch wundern Sie sich bitte nicht, wenn Ihr Gehirn auf einmal viel besser funktioniert!

Neurobics für fitte Hirnzellen

Was ich zuvor beschrieben habe, nennt sich Neurobics. Das Prinzip: Neue Anblicke, Bewegungen, Gerüche, Geräusche und Erlebnisse sorgen für neue Gefühle und offeneres Denken.

Unser Gehirn steht auf unbekannte Dinge und produziert dabei Stoffe, die uns glücklich machen. Neurobische Anregungen konfrontieren, fordern heraus, überraschen, regen an, sind spannend und machen neugierig. Die unterschiedliche Kombination der fünf Sinne aktiviert verschiedene Gehirnregionen und schafft neue Vernetzungen. Das erhöht die Bandbreite unserer geistigen Beweglichkeit; so ist unser Gehirn flexibler und kann Herausforderungen leichter bewältigen. Sie können also beruhigt älter werden, während Ihr Gehirn jung bleibt.

Neuen Schwung fürs Oberstübchen

Es gibt noch viel mehr, womit Sie Ihr Oberstübchen in Bewegung bringen können, denn das Gehirn ist nichts weiter als ein großer

Denkmuskel, der genauso trainiert werden kann wie alle anderen Muskeln Ihres Körpers.

Hier geht es zu Ihrem Gehirn-Training

Achten malen

Strecken Sie Ihre linke Hand nach vorne aus und beginnen Sie von der Mitte nach links oben eine Liegende Acht zu malen. Halten Sie dabei Ihren Kopf gerade und verfolgen Sie mit den Augen Ihre malende Hand. Malen Sie die Acht ungefähr fünfmal mit der linken Hand, danach mit der rechten und zum Schluss falten Sie Ihre Hände, um die Acht mit beiden Händen zu malen.

Der Achter sorgt dafür, dass die Gehirnhälften besser zusammenarbeiten. Gleichgewicht und Koordination verbessern sich, was nicht nur beim Sport wichtig ist. Ihre verspannten Augenmuskeln werden trainiert, wodurch sich das periphere Sehfeld vergrößern kann und Sie gleichzeitig eine Übung für offenere (und dadurch lebendigere, strahlendere) Augen machen. Sie werden mit Ihrem Sehorgan mehr aufnehmen, und das wirkt sich auf besseres Lesen und Ihr Leseverständnis aus. Auch Ihre Rückenmuskulatur wird sich über diese Bewegung freuen.

Sie haben einen Brief zu schreiben, vielleicht sogar von Hand, aber Sie schaffen es nicht, Ihre Gedanken in klare Worte zu fassen? Dann malen Sie die Liegende Acht auf ein großes Blatt Papier. Sie beginnen auch hier in der Mitte und malen zuerst die linke Schlaufe, kreuzen in der Mitte und malen die rechte Schlaufe. Machen Sie das mindestens 20-mal und achten Sie darauf, dass Sie den Kopf gerade halten (die verlängerte Nasenspitze zeigt genau auf die Mitte der Acht). Nur Ihre Augen sollen sich bewegen, um den Stift zu verfolgen.

Achten mit Verlängerung

Strecken Sie Ihren linken Arm nach vorne aus und bewegen Sie ihn so weit nach oben, dass Sie Ihren Kopf zwischen Schulter und Oberarm ablegen können, ohne dass das im Nackenbereich allzu sehr zieht. Jetzt malen Sie Liegende Achten wie zuvor beschrieben. Malen Sie die Achten aber diesmal so groß wie möglich und bewegen Sie dabei Ihren ganzen Körper. Achten Sie darauf, dass Ihre Knie ganz locker sind, und schauen Sie über die Hand hinweg in die Ferne.

Mit dieser Übung schalten Sie Ihr Denkvermögen sowie Ihr Kurz- und Langzeitgedächtnis ein. Sie können nicht nur besser hinhören, sondern sich das, was Sie erzählt bekommen, auch besser merken. Wenn Sie viel sprechen oder rechnen müssen, helfen diese Achter. Weil die Übung das Innenohr und den Vestibularapparat aktiviert, verbessert sich Ihr Gleichgewichtssinn.

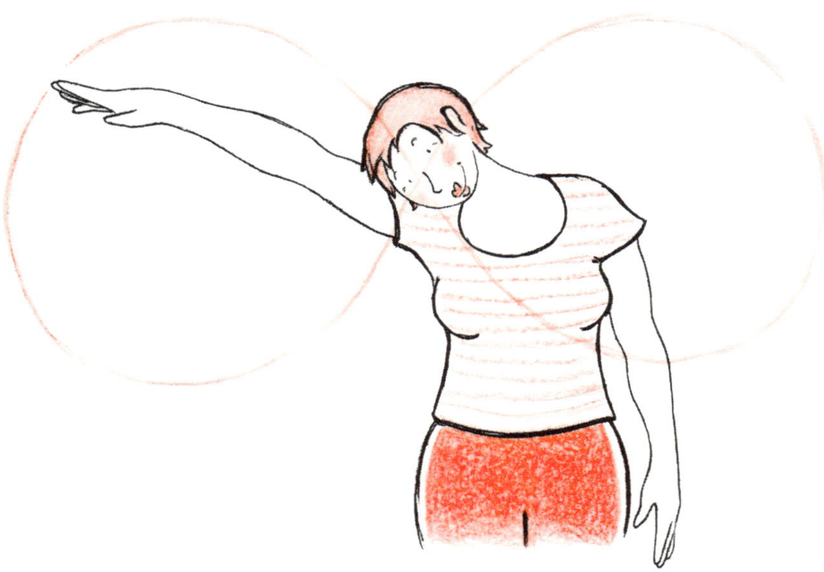

Wie bitte?

Nehmen Sie Ihre Ohren zwischen Daumen, Zeige- und Mittelfinger und massieren Sie sie von oben nach unten sanft oder auch fest durch – ganz so, wie es sich gut für Sie anfühlt. Wiederholen Sie das 2–3-mal und kümmern Sie sich um jedes kleine Fleckchen Ihres Hörorgans.

Beim Massieren aktivieren Sie mehr als 400 Akupunkturpunkte, die mit wichtigen Körper- und Gehirnfunktionen in enger Verbindung stehen. Sie verpassen sich sozusagen eine Massage »von Kopf bis Fuß«. Das macht geistig und körperlich munter, und danach werden Sie nicht nur deutlicher und lauter hören, Sie werden sich an Gehörtes auch schneller erinnern können. Zudem werden sich Ihre Konzentration und Ihr Kurzzeitgedächtnis verbessern und es wird Ihnen leichter fallen, sich sprachlich oder musikalisch auszudrücken. Wenn Sie sehr müde sind, aber noch arbeiten müssen oder wenn Sie mit dem Auto unterwegs sind und Ihnen fast die Augen zufallen, massieren Sie die Ohren, um wach zu werden und zu bleiben.

Um die Wirksamkeit auf Ihr Hörvermögen zu überprüfen, können Sie vor Beginn der Übung für ein oder zwei Minuten Ihre Ohren spitzen und genau hinhören. Welche Geräusche um sich herum nehmen Sie wahr? Wie laut, wie deutlich, wie klar und zuordenbar hören Sie? Dann massieren Sie Ihre Ohren und hören anschließend noch einmal genau hin: Was hat sich in Ihrer Wahrnehmung verbessert?

Aktiv bis zum Schluss

Stützen Sie sich mit den Händen am Tisch ab und nehmen Sie folgende Position ein: Das rechte Bein bleibt vorne mit leicht gebeugtem Knie, das linke Bein wird nach hinten ausgestreckt, und zwar so, dass nur die Zehen den Boden berühren. Jetzt drücken Sie den gesamten linken Fuß nach unten, so dass Sie den Boden auch mit der Ferse berühren. Atmen Sie dabei aus. Beim Einatmen bewegen Sie Ihren Fuß wieder auf die Zehenspitzen, beim Ausatmen nach unten. Das

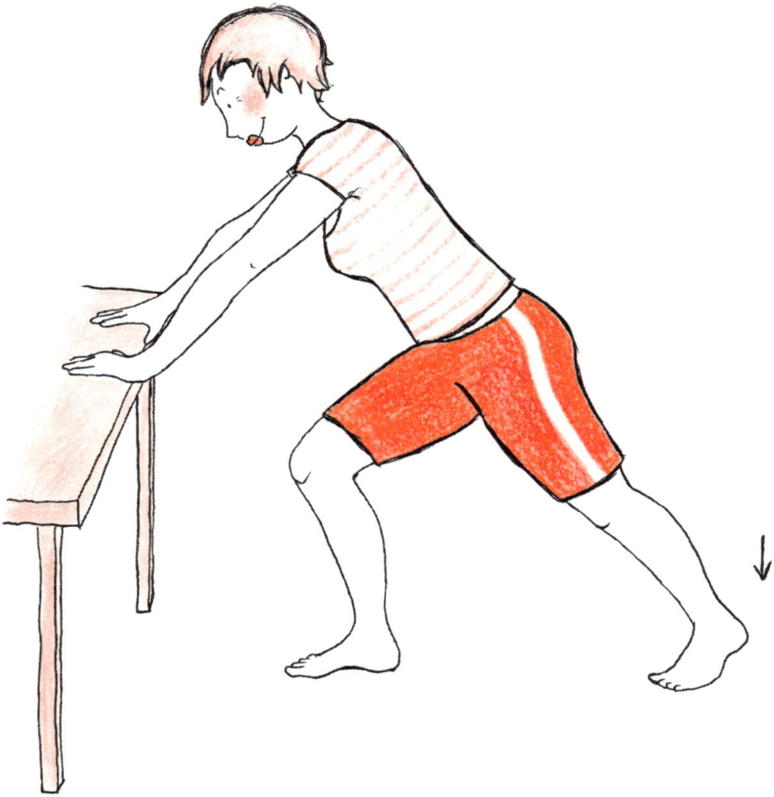

machen Sie ungefähr zehnmal und danach wiederholen Sie die Übung mit dem anderen Bein.

Anschließend schaffen Sie es besser, Ihre Aufgaben bis zum Ende durchzuziehen. Machen Sie die Übung vor einer wichtigen Diskussion oder wenn Sie einen Vortrag halten wollen. Sie werden konzentrierter, aufnahmefähiger und redegewandter sein. Auch wenn Sie einen kreativen Input beim Schreiben brauchen, hilft die Übung. Sie besuchen gerade einen Sprachkurs? Dann sollten Sie vor dem Unterricht und vor den Hausaufgaben Ihre Sehnen und Muskeln dehnen.

Spiel mit mir

Puzzlen Sie, lösen Sie das Kreuzworträtsel in Ihrer Fernsehzeitschrift, machen Sie mit beim Sudoku-Fieber oder laden Sie mal wieder zu einem Spieleabend ein. Zu zweit oder mit Freunden macht es noch mehr Spaß, das Gehirn zu trainieren.

Mit Spielen wie »Memory« und »Trivial Pursuit« oder dem in Kindertagen heiß geliebten »Stadt, Land, Fluss« tun Sie etwas für Konzentration und Erinnerungsvermögen und vergrößern ganz nebenbei Ihren Wort- und Wissensschatz.

Hans, guck in die Luft!

Legen Sie Ihre Handflächen aufeinander, als wollten Sie beten. Schreiben Sie ein paar einfache Namen in die Luft: Olli, Eddi, Otto, Hana, Tina, Hans … Jetzt wird es schwieriger: Schreiben Sie die Namen wieder mit beiden Händen gleichzeitig in die Luft, aber diesmal stellen Sie sich vor, dass Sie in jeder Hand ein Stück Kreide halten. Schreiben Sie jeweils von der Mitte nach außen, d.h. mit der linken Hand in Spiegelschrift (wenn Sie Linkshänderin sind, schreiben Sie von außen nach innen, also mit der rechten in Spiegelschrift).

Hat es gut geklappt? Dann probieren Sie doch gleich ein paar schwierigere Wörter aus. Nach der Übung werden Ihre beiden Gehirnhälften viel besser miteinander arbeiten – das wirkt sich positiv auf Konzentration und Koordination aus.

Sträwkcür sprechen

Den eigenen Namen rückwärts aussprechen, das kennt doch jede von uns aus der Kinderzeit: »Agleh«, »Akinom«, »Ekirlu«, »Letsirhc« oder »Alusru«. Sprechen Sie auch andere Namen oder überhaupt Wörter falsch herum aus. Das bringt Ihre grauen Zellen zum Joggen und kann auf einer Party für laute Lacher sorgen.

Dieses äh ... Dings äh ...

Sie haben den Film erst gestern Abend gesehen, der Name liegt Ihnen auf der Zunge, doch Sie können ihn einfach nicht ausspucken? Oder Sie wollen Ihrer Freundin den Namen des Museums in Chicago nennen, wo diese hübschen Miniaturen ausgestellt sind – wenn er Ihnen nur einfallen würde? Ein einfacher Trick hilft: Gehen Sie in Gedanken das Alphabet durch. Beginnen Sie bei »A« und spätestens bei »Z« ist die Erinnerung zurück.

Schwieriger wird es natürlich, wenn Ihnen die Person, an deren Namen Sie sich nicht erinnern, gegenübersteht. Sofern es passt (weil Sie dieser Person erst einmal begegnet sind), nennen Sie beim Händeschütteln doch einfach Ihren eigenen Namen. Das veranlasst in 90 Prozent der Fälle Ihr Gegenüber, automatisch auch seinen Namen zu nennen.

Fingerspielereien

Lassen Sie alle zehn Finger immer mal zwischendurch über eine imaginäre Tastatur oder ein Klavier hüpfen. Diese Spielerei ist durchaus ernst zu nehmen, denn sie erhöht die Durchblutung des Gehirns um etwa 80 Prozent, wie Sportmediziner herausgefunden haben.

Alles auf den Kopf

Drehen Sie Ihre Tageszeitung oder das Buch, das Sie gerade schmökern, auf den Kopf, während Sie ein paar Zeilen lesen. Das aktiviert Ihr räumliches Vorstellungsvermögen und lässt das Gehirn abseits der gewohnten Bahnen denken, ähnlich wie bei den Neurobics-Übungen.

Rosmarin für einen klaren Geist

Die alten Römer und Griechen trugen während ihres Studiums Kränze aus Rosmarin, um ihre Gedanken zu klären und ihren Geist anzuregen. Heutzutage geben wir ein paar Tröpfchen Öl in die Duftlampe, wenn wir uns konzentrieren oder erinnern wollen. Wenn Ihnen der Duft zu streng ist, mischen Sie ihn mit dem weicheren Bergamotteöl. Damit tun Sie gleichzeitig etwas gegen Stress, Nervosität und Gefühlsschwankungen. Wenn Sie unter Bluthochdruck leiden, sollten Sie Rosmarin allerdings meiden.

Nelke fürs Gehirn

Das ätherische Nelkenblätteröl stimuliert das Gehirn, stärkt vor allem bei älteren Menschen das logische Denkvermögen und sorgt dafür, dass wir uns besser konzentrieren und erinnern können. Der Duft ist angenehm süßlich-würzig und kann in der Duftlampe verwendet oder als einzelnes Tröpfchen aufs T-Shirt getupft werden.

Melisse fürs Gedächtnis

Melissentee verbessert das Gedächtnis und stärkt die Konzentration selbst dann noch, wenn Sie so richtig abgespannt sind. Geben Sie einen Teelöffel Melisse auf zwei Tassen Wasser und lassen Sie den Tee ungefähr 5 Minuten ziehen, bevor Sie ihn trinken.

Wiederholungstäterin?

Wenn Sie oft unkonzentriert sind und ein wenig schusselig, wenn Sie schon immer länger brauchten, um etwas zu lernen, oder sogar das Gefühl haben: »Ich lerne es nie«, wenn Ihnen immer wieder dasselbe Problem begegnet und Sie jedes Mal denselben Fehler machen, weil Sie aus Ihren Erfahrungen nicht wirklich lernen, könnte Ihnen die Bachblüte Chestnut Bud helfen. Sie sorgt für geistige Beweglichkeit, eine bessere Wahrnehmung, mehr Aufmerksamkeit bei den Dingen, die Sie tun. Sie werden viel schneller durch reine Beobachtung lernen. Ihr Lieblingssatz könne sein: »Ich *lerne* aus meinen Erfahrungen.«

Vitamine und Co.

Unser Gehirn braucht täglich Futter, um gut zu funktionieren. Dazu gehören Vitamin-B-Komplex, Vitamin C, Vitamin D und die Mineralien Kalium, Kalzium, Magnesium, Jod und Zink. Ein Mangel kann zu Konzentrationsschwierigkeiten, Lernschwäche, Müdigkeit und Unlust führen. Mehr über Vitamine und Co. lesen Sie im Kapitel »Happy Aging – Gesund und wohlernährt« auf Seite 114.

Unkonzentriert? Vergesslich?

Ihre geistige Leistungsfähigkeit können Sie leicht mit Extrakten aus Ginseng und Ginkgo fördern. Benutzen Sie essenzielle Fettsäuren, etwa aus Fisch- oder Leinöl, denn damit beugen Sie Gefäßveränderungen vor, die Ihre Gehirndurchblutung beeinträchtigen würden. Folsäure, ein Vitamin aus der B-Komplex-Gruppe, ist vor allem in den besten Jahren wichtig, um Ihre Gehirnleistung zu verbessern, deshalb: Weizenkeime, Spinat, Sojabohnen, Eigelb, Endivien- und Kopfsalat, Spargel, Linsen, Vollkornprodukte, Nüsse, Brokkoli und Blumenkohl essen.

Wer rastet, der rostet

Bewegung hat einen enormen Einfluss auf ein gutes Funktionieren des Gehirns. Dabei ist es egal, ob es sich um flottes Gehen, Walking, Schwimmen, Tanzen oder Radfahren handelt – dynamisch muss es sein, denn das aktiviert die Durchblutung der zur Bewegung gehörenden Gehirnregion.

Je älter wir werden, desto mehr Gehirnmasse wird benötigt, um ein und dieselbe Aufgabe zu lösen. Das ändert sich allerdings schlagartig, wenn wir regelmäßig Sport treiben. Das Ergebnis einer Forschung: Nachdem eine Gruppe 65- bis 80-jähriger, völlig untrainierter Menschen ein Jahr lang zweimal in der Woche eine Stunde lang flott spazieren gegangen war, zeigten die Teilnehmer eine deutliche Verbesserung hinsichtlich der Merkfähigkeit. Die Bewegung hatte das Gehirn verjüngt; die Größe des für eine Denkleistung benötigten Gehirnbereiches hatte sich wieder verkleinert. Mehr zum Thema Bewegung finden Sie im Kapitel »Kopfüber in den Jungbrunnen – Bewegung dreht die Altersuhr zurück« auf Seite 65.

Karin Kirsch, Mentaltrainerin

Mit dem Thema Älterwerden hatte ich noch nie etwas am Hut, habe es jetzt mit 55 Jahren noch nicht und will es auch künftig dabei belassen. Auf die Frage, wie alt ich bin, kann und konnte ich in der Regel spontan keine Antwort geben, ich muss immer erst einmal nachrechnen: Äh... Neunzehnhundertsoundsoviel bin ich geboren, jetzt haben wir Zweitausendund..., also muss ich soundsoviel Jahre alt sein.

Für mich zählt bezüglich meines Alters nur eines: Ich bin so alt, wie ich bin – Punkt. Das ist eine Gegebenheit und alles andere, was ich dem hinzufüge, ist meine persönliche Anschauung. Ich lebe und gestalte mein Leben möglichst bewusst, indem ich Verantwortung für meine Gedanken und meine Handlungen übernehme. Der Erfolg er-folgt aus meinem Denken und Handeln. Auch bezüglich meines Alters ist es so. Mir negative Gedanken oder Horrorvorstellungen darüber zu machen, was sein oder passieren könnte, wenn ich älter bin? Wozu? Da ich bin und werde, was ich denke und glaube, konzentriere ich meine Gedankenkraft lieber auf die vielen interessanten Seiten, farben- und lebensfrohen Aussichten, einzigartigen Möglichkeiten und Chancen des Älterseins und -werdens, um sie so in mein Leben zu ziehen. Wir werden geboren, leben (hoffentlich sehr bewusst) und tja, sterben irgendwann, um dann wieder neu einzusteigen und die nächste Runde zu drehen mit frischen Chancen und Möglichkeiten – wo ist das Problem? Ich fühle mich rundum gut!

Stress macht alt
Gelassenheit statt Lifting

Vor einiger Zeit hielt ich des Öfteren meinen rechten Arm in die Luft, drehte den Unterarm so weit es ging, nach außen und ließ ihn ein wenig in Richtung Schulter sinken. Dann starrte ich fassungslos auf die überflüssige Haut, die weich und labberig in der Ellenbeuge hing, und gruselte mich so richtig: Alt und faltig, wie ich es damals bei meiner ewig kranken Oma gesehen hatte, wenn sie im Sommer kurzärmelige Kleider trug. Gerne demonstrierte ich die fehlende Elastizität meiner Haut meinen Freundinnen. Weil ich nicht das nötige Mitgefühl bekam, sondern eher Gelächter erntete, wackelte ich mit meinem Arm ein wenig hin und her, um das schlechtestmögliche Ergebnis zu präsentieren. Leider blieb auch dieser Versuch, ein wenig Verständnis für meine Altersangst zu wecken, erfolglos.

Sie finden mein Verhalten von damals bescheuert? Ich auch. Dennoch konnte ich es nicht lassen, mich immer wieder meiner Lieblingshorrorvorstellung hinzugeben. Im Laufe der Zeit habe ich mich an den Anblick gewöhnt, habe ihn akzeptiert und halte meinen Arm nur noch selten in die Luft. Und wenn ich es wieder einmal tue, habe ich ein leichtes Grinsen im Gesicht, denn genau genommen hält sich die labberige Haut in einem sehr erträglichen Maß. Dennoch schaue ich neidisch auf die glatteren Arme meiner Freundinnen …

Mal Hand aufs Herz: Die meisten von uns haben irgendeinen körperlichen »Mangel«, auf den sie sich in übertriebener Weise fokussieren. Das können Dellen in den Oberschenkeln sein, die immer schneller Richtung Po und Knie wachsen, Falten, die sich über Nacht vermehren, der Busen, der nicht mehr ist, was er einmal war. Es fällt schwer, zu akzeptieren, dass wir uns verändern, wir schauen viel zu oft auf das, was wir nicht mehr haben (oder noch nie hatten), und das nicht nur in unserer äußeren Erscheinung. Noch ganz andere Visionen peinigen uns, wenn wir ans Älterwerden denken: unheilbare Krankheiten, das Nachlassen unserer geistigen Fähigkeiten oder die Vorstellung, als bettlägerige Alte im Pflegeheim zu vergammeln.

Doch was haben wir von unseren Horrorvisionen? Nichts, außer … ganz viel Stress!

Zu viel Stress macht alt und krank

Je mehr Stress wir haben, umso schlimmer können die Auswirkungen sein. Unguter Stress überfordert Körper und Seele, vor allem, wenn er länger anhält. Dabei ist es ganz egal, ob der Stress im Außen entsteht – durch Faktoren wie Zeitdruck, zu viel Arbeit, häufige Veränderung der Lebensumstände, ungesunde Ernährung, zu wenig Bewegung, Lärmbelästigung, Elektrosmog – oder ob er sich »nur« in unserem Kopf abspielt, weil wir uns mit negativen Gedanken, Vorstellungen und Erwartungen plagen. Die Auswirkungen spüren wir schmerzhaft in Kopf oder Magen, vielleicht bekommen wir häufig Erkältungen, schlagen uns mit Schlaflosigkeit und Müdigkeit herum oder unser Gewicht geht ständig rauf und runter.

Weil auch unser Gehirn sehr sensibel auf Stress reagiert, können wir uns unter Druck nicht richtig konzentrieren, haben Schwierigkeiten mit dem Denken und können keine Lösungen für unsere Probleme finden. Natürlich leidet unsere Seele ebenfalls und so sind wir immer häufiger ängstlich oder depressiv, fühlen uns traurig oder reagieren gereizt und geben anderen die Schuld, wenn wir das Gefühl haben, unser Leben nicht mehr in den Griff zu bekommen.

Im Stress verkrampfen sich die Muskeln unseres Körpers. Das quält uns vor allem in Rücken, Schultern und Nacken oder wir wachen mit Kopfschmerzen auf, weil wir mal wieder die halbe Nacht mit den Zähnen geknirscht und dadurch unsere Gesichts- und Kopfmuskulatur verkrampft haben. Diese verspannten Muskeln im Gesicht machen uns nicht gerade schöner.

Wenn wir unter Druck sind, spielt die Hormonproduktion verrückt; so überschwemmen Stresshormone unseren Körper und verursachen Schäden, wenn sie nicht abgebaut werden. Unsere Körperzellen altern früher, und das fühlen wir nicht nur, weil wir anfälliger für alterstypische Krankheiten werden, man sieht es uns auch an. Stress ist ein wesentlicher Faktor für das Altern unserer Haut, weil eine Wechselwirkung zwischen unseren Emotionen und unserer äußeren Hülle besteht. Unsere Blutgefäße ziehen sich zusammen, Schadstoffe können nicht ausgeschwemmt werden und unser Teint wirkt fahl und schlecht genährt. Unsere Haut wird anfällig für Entzündungen, das Kollagen kann geschädigt werden und die Haut speichert Feuchtigkeit nicht mehr so gut. Ist der Schutzmantel erst einmal angeknackst, dann ist die Haut anfälliger für externe Einflüsse. Welke Haut und Falten sind das Ergebnis.

Auf der Suche nach Ihren ganz persönlichen Stressoren

Um so lange wie möglich jung, gesund, fit und attraktiv zu bleiben, sollten wir uns zur Stressmanagerin in eigener Sache entwickeln. Dazu müssen wir zuerst einmal herausfinden, welche Faktoren uns den größten Stress bereiten. Zum Beispiel unser Kopfkino: Was sich dort abspielt, kann viel schlimmer sein als alles, was von außen kommt. Immer wieder dieselben Dinge gedacht und erwartet, das sorgt dafür, dass immer wieder dieselben Bahnen im Gehirn ausgetreten werden.

Irgendwann ist das, was wir denken und erwarten, Realität. Das funktioniert mit Positivem und leider auch mit Negativem.

Blick in die Zukunft (in Grau)

Welche Frau sehen Sie vor Ihrem inneren Auge, wenn Sie an sich denken im Alter von 70, 80 oder 90? Wie ist Ihre Einstellung sich selbst gegenüber und dem Leben, das Sie dann führen werden? Welche Glaubenssätze haben Sie? Ab 60 geht es mit der Figur abwärts und man wird immer vergesslicher? Mit 70 hat man das Gesicht voller Falten und brüchige Knochen? Ist man erst einmal über 80, liegt man einsam im Krankenhaus, hat keine Perspektiven mehr?

Schließen Sie Ihre Augen und stellen Sie sich die Frau vor, die Sie in 10, 20, 30 oder 40 Jahren sein werden. Wo sind Sie gelandet? In einem Gruselkabinett, weil Sie eine runzlige, hinfällige, auf fremde Hilfe angewiesene Frau sehen? Wenn Sie jetzt nicken, sollten Sie weiter lesen. Wenn Sie den Kopf schütteln (und nicht sehr neugierig sind), blättern Sie weiter zu »Blick in die Zukunft (in Rosarot)«.

Unser inneres Selbstbild und wie wir die Welt um uns herum wahrnehmen, ist durch Erziehung, soziales Umfeld und unsere Erlebnisse geprägt. Was dachte unsere Familie über das Thema Altern? Wie wurde mit der kranken Großmutter umgegangen? Wie über die alte Nachbarin gesprochen?

Die schwarz gekleidete, kopftuchtragende Alte mit Dutt und Witwenbuckel, wie wir sie vielleicht aus unserer Kindheit kennen, lebt schon lange nicht mehr. Vergleiche mit ihr sind nicht zeitgemäß. So viele Möglichkeiten, gut für sich zu sorgen, hatte noch keine Generation vor uns: Bildung, Gesundheitsvorsorge, Sport, Ernährung, Kosmetik, persönliche Weiterentwicklung. Wir leben leichter als Frauen in früheren Zeiten. Folgerichtig wird es uns im Alter – natürlich immer vorausgesetzt, wir nutzen unsere Möglichkeiten – auch ganz anders, nämlich viel besser, gehen.

Unsere inneren Bilder sind hausgemacht. Genau deshalb liegt es auch in unserer Macht, sie jederzeit zu verändern. Das ist manchmal ein ziemliches Stück Arbeit, denn unsere Negativsicht ist ja nicht an einem einzigen Tag entstanden. Oft hat man sich so sehr an seinen Tunnelblick gewöhnt, dass man gar nicht auf die Idee kommt, sich für eine leichte, positive Sichtweise zu öffnen. Aber es ist möglich. Manchmal geht es sogar schnell. Wie? Versuchen Sie es mit emotionaler Stressreduzierung.

Weg mit dem Stress

Legen Sie sich bequem auf Ihr Bett oder Ihre Couch. Schließen Sie die Augen und atmen Sie mehrmals tief in den Bauch ein und aus, um zur Ruhe zu kommen. Legen Sie eine Hand auf Ihre Stirn (so, dass die beiden kleinen Höcker oberhalb Ihrer Augen bedeckt sind) und die andere an Ihren Hinterkopf (dorthin, wo die Rundung ist).

Gehen Sie gedanklich in die Vergangenheit und erinnern Sie sich an Personen und Ereignisse. Was wissen Sie über Ihre Großeltern, vielleicht sogar Urgroßeltern? Wie haben diese damals gelebt? Was haben Sie als Kind von den alten Menschen in Ihrer Familie gesehen und über sie gehört? Wie hat sich das angefühlt? Was haben Familienmitglieder übers Älterwerden gesagt? Was wurde über Leute aus dem Bekanntenkreis oder in der Nachbarschaft gesprochen (über die alte Frau mit dem riesigen Ding am Hals oder den alten Mann, der ewig zitternd auf der Bank vor seinem Haus saß)? Galten alte Leute als weise? Wurden sie respektiert? Oder waren sie lästig, weil sie halsstarrig waren oder gepflegt werden mussten?

Lassen Sie alte Bilder hochkommen und halten Sie die ganze Zeit über Ihren Kopf. Wenn Sie das Gefühl haben, dass es genug ist, stellen Sie sich vor, dass Sie sich unter die Dusche stellen, um den durch die Erinnerung verursachten Stress abzuwaschen und abfließen zu lassen.

Die Reise in die Vergangenheit hat Sie erschöpft? Dann beenden Sie Ihre Stressbewältigung für heute und machen Sie an einem anderen Tag weiter.

Sie haben noch genug Energie übrig und sind neugierig auf den zweiten Teil? Dann bleiben Sie liegen, halten weiterhin Ihren Kopf und setzen die Reise fort – diesmal in die Zukunft.

Stellen Sie sich jetzt die Frau vor, die Sie sein werden. Lassen Sie zuerst einmal ein Horrorszenario entstehen: Was könnte im schlimmsten Fall passieren? Sehen Sie vor Ihrem inneren Auge, wie Sie im Zeitraffer immer faltiger, unbeweglicher, dicker und hinfälliger werden. Sehen Sie, wie Sie sich in eine alte, kranke und geistig verwirrte Frau verwandeln – oder was immer Ihnen Schreckliches einfällt. Stellen Sie sich vor, wie Sie in einem heruntergekommenen Pflegeheim vor sich hin vegetieren. Niemand kümmert sich um Sie, niemand hat Interesse an Ihrem Wohlbefinden. Malen Sie sich alles so schlimm wie möglich aus. (Auch wenn Ihnen diese Vorgehensweise jetzt ein wenig seltsam vorkommen mag, so lassen Sie bitte dennoch nichts Unangenehmes aus, denn während Sie Ihren Kopf halten, reduzieren Sie die Stresswirkung der Bilder, die Sie sich gerade vorstellen.)

Nachdem Sie sich Ihrem Alptraum ausgiebig hingegeben haben, stellen Sie sich wieder vor, dass der entstandene Stress unter der Dusche abgewaschen wird und auf Nimmerwiedersehen im Gulli verschwindet.

Haben Sie Lust auf Teil drei? Nein, weil Ihnen die Arme weh tun und Sie genug haben für heute? Dann machen Sie ein andermal weiter. Ja, Sie wollen sich das positive Ende nicht entgehen lassen und bleiben deshalb dran? Dann halten Sie weiterhin Stirn und Hinterkopf, während Sie es sich für Ihre Wunschvorstellung bequem machen: Nun dürfen Sie sich alles vorstellen, was Sie sich von der Zukunft erwarten. Sehen Sie sich als glückliche, schöne und gesunde Frau, weise, voller Lebenslust und Energie, mit sich und Ihrem Leben im Reinen und im Kreise Ihrer Lieben – oder was auch immer Ihre persönliche Wunschvorstellung ist.

Nehmen Sie sich für diesen positiven Blick in die Zukunft reichlich Zeit. Sehen Sie sich satt an dieser Frau, die Sie sein wollen, hören Sie die vielen Komplimente, die sie bekommen wird. Halten Sie sich nicht zurück, stellen Sie sich auch Dinge vor, von denen Sie glauben, sie nicht erreichen zu können. In Ihrer Fantasie ist alles erlaubt und wenn man sich etwas vorstellen kann, wird es auch viel eher geschehen.

Wie fühlt es sich an, diese anziehende Frau zu sein? Haben Sie ein sattes, zufriedenes Gefühl im Bauch? (Oder etwas ähnlich Positives?) Prima! Dann ist der richtige Zeitpunkt gekommen, Ihre Vorausschau abzuschließen, indem Sie dieses Bild in eine rosa Seifenblase hüllen und in Richtung Himmel steigen lassen, damit Ihr Wunsch wahr werden kann.

Emotionale Stressreduzierung

Die Einzelheiten, die ich in der Übung oben beschrieben habe, sind nur Vorschläge. Machen Sie sich Ihre eigenen Filme. Wichtig ist dabei zu beachten, dass Sie

1. in Ihre Vergangenheit gehen, um alte Schreckensbilder zu entschärfen und den Stress loszulassen
2. in die Zukunft gehen, um negative Erwartungen anzusehen und loszulassen
3. in die Zukunft gehen, um sich positive Erwartungen auszumalen

Während Sie sich negative Dinge vorstellen, entsteht Stress in Ihrem Innern, denn Ihr Geist kann nicht zwischen Schein und Wirklichkeit unterscheiden. Indem Sie sich diese Dinge vorstellen, setzen Sie sich mit Ihren Ängsten und Befürchtungen auseinander. Vielleicht erscheint Ihnen ein wenig drastisch, was ich als Beispiel geschildert habe, doch nur wenn wir uns den Schatten im Innern stellen und sie anschauen, können wir sie auch loslassen. Das tun Sie, wenn Sie sich während Ihrer Vorstellung Stirn und Hinterkopf halten.

Diese klassische Übung aus der Kinesiologie können Sie immer dann anwenden, wenn Sie von Ängsten oder Sorgen gequält werden, wenn Sie sich mit negativen Erwartungen herumschlagen oder ganz einfach alltäglichen Stress abbauen wollen. Lassen Sie entweder die Bilder kommen, die sowieso an der Oberfläche lauern, oder gehen Sie strukturiert vor, indem Sie sich 1. das Negative vorstellen, den dadurch entstandenen Stress noch intensiver loswerden, indem Sie sich 2. gedanklich unter die Dusche stellen (oder den Stress an einer Schnur aus dem Körper laufen lassen, in einen Fluss springen, um an der anderen Seite gereinigt herauszusteigen, oder den Stress in einen Luftballon füllen, der für immer am Horizont verschwindet) und sich danach 3. Ihren positiven Vorstellungen hingeben. Wenn Sie das tun, arbeiten Sie am besten mit allen Sinnen: 1. Sehen Sie, was passiert; 2. hören Sie begleitende Geräusche, hören Sie, was Ihnen gesagt wird, und hören Sie, war Ihre innere Stimme dazu sagt; 3. fühlen Sie sowohl Körperliches wie etwa Magendrücken oder einen Kloß im Hals, fühlen Sie aber auch Emotionen wie Angst oder Trauer; und 4., wenn es in Ihren inneren Film passt, riechen (z. B. den Geruch alter Menschen) und 5. schmecken Sie, was passiert (z. B. den labberigen Brei, mit dem Sie gefüttert werden).

Das, was Sie von der Zukunft erwarten, ist alles nur eine Frage Ihrer inneren Bilder. Mixen Sie Ihren Cocktail aus Bildern, Stimmen, Gefühlen, Gerüchen und Geschmack ganz bewusst neu! Geben Sie die

Zutaten in den Cocktail, die Ihnen am besten schmecken, und füttern Sie Ihr Unterbewusstsein mit diesen neuen Informationen. Ihr Unterbewusstsein und Ihr Energiesystem werden für Sie daran arbeiten, damit Ihre Erwartungen sich auch erfüllen werden. Das geschieht im Negativen genauso wie im Positiven. (Siehe auch »Es geht auch positiv« in diesem Kapitel, Seite 48)

Natürlich wird es in unserem Leben immer Faktoren geben, die wir nicht in der Hand haben, aber da, wo wir selbst etwas tun können, sollten wir unsere Möglichkeiten nutzen. Wenn sich die negative Stimme in Ihrem Kopf dazwischenschaltet, um Sie wieder auf den alten – negativen – Weg zu bringen: Verbieten Sie ihr einfach den Mund! Denn es ist Ihr Recht, sich so zu verändern, wie es Ihnen gefällt, und Sie sind nie zu alt dafür!

Bettina Schwarz, Sachbearbeiterin Export

Ich erweitere ständig meinen Horizont, lese viel, reise, soweit Geld und Urlaubstage es erlauben, interessiere mich für vieles, kann mich sehr begeistern. Ich tu sehr viel für mich. Meine Bedürfnisse waren mir schon immer wichtig. Genieße es, alleine zu sein. Genieße es, viel Zeit mit meinem Mann zu verbringen. Ich bin zufrieden mit meinem Leben.

Doch je älter ich werde, desto mehr versuche ich, meine Figur nicht aus dem Lot kommen zu lassen, obwohl mir das trotz Sport und vernünftiger Ernährung oft wie ein Kampf gegen Windmühlen erscheint. Trotzdem gebe ich nicht auf. Mit den Jahren versuchte ich, immer abgeklärter zu werden, nicht mehr zu viel Gewicht auf meine äußere Erscheinung zu legen, nicht mehr so streng mit mir zu sein. Aber manchmal schaue ich in den Spiegel und frage mich: Wer ist diese alte Frau mit der wabbeligen Figur? Das kann doch unmöglich ICH sein! Innen drin fühle ich mich ganz anders, als es außen zu sehen ist. Jung, spritzig, lebendig!

Ich übe immer wieder, mich zu akzeptieren und mich wegen meiner Wesenszüge (die ja eigentlich viel wichtiger sind) zu schätzen. Mal gelingt mir das und ich tu zwei Schritte nach vorn, mal gehe ich wieder einen Schritt zurück. Manchmal denke ich: Jetzt wird es irgendwie ernst. Habe das Gefühl, die Zeit rennt mir davon, reicht einfach nicht mehr aus für all das, was ich noch erleben will. Ich möchte nicht so empfinden, denn das verdunkelt mir nur die Gegenwart. Gegen dieses Gefühl kämpfe ich an. Immer wieder.

Noch mal zurückgehen in meine Jugendzeit? Nein, danke. Ich arbeite an mir, die Vier in meiner Alterszahl hat eine neue Phase für mich eingeläutet, ich brauche noch ein bisschen, sie zu verdauen. Auch wenn mir das Älterwerden manchmal Angst macht, meine Erfahrungen und meine Entwicklung mag ich nicht missen und wenn ich ganz ehrlich bin: Meist finde ich mich ziemlich o.k. Ja, ich mag mich. So, wie ich bin.

Blick in die Zukunft (in Rosarot)

Haben Sie schon Pläne für Ihre besten Jahre? Wollen Sie sich zur müden Alten entwickeln, die den größten Teil ihres Lebens bereits hinter sich hat und, im Schaukelstuhl sitzend, Socken für ihre Enkelkinder strickt? Das Bild pflegen, das in Ihrer Kindheit trendy war? Oder finden Sie es viel spannender, aus der Rolle zu fallen? Sie sind ja schließlich Pionierin. Sie setzen neue Trends. Sie haben eine Freiheit, die noch keine Generation vor Ihnen hatte. Sie dürfen Ihr weiteres Leben so gestalten, wie es Ihnen beliebt. Aufbruchstimmung: Neue Regeln werden festgelegt, alte Strukturen aufgebrochen, abenteuerliche Wege gegangen. Die Welt und das Denken, wie ältere Leute zu sein haben, wird auf den Kopf gestellt. Älterwerden ist aufregend geworden, denn auf einmal ist alles möglich. Freuen Sie sich darauf. Greifen

Sie zu. Machen Sie mit. Das ist Ihre Chance! Und das Beste daran: Sie sind keine Einzelkämpferin, Sie sind nicht alleine. Sie sind Mitglied im exklusiven Club der Best Agers. Umgeben von Millionen von Frauen, die mit demselben Thema beschäftigt sind wie Sie!

Vom Oldie zum Goodie

Wussten Sie das? Über ein Drittel der deutschen Gesamtbevölkerung, nämlich 30 Millionen Deutsche, sind über 50! Rund zweieinhalb Millionen Frauen sind zwischen 50 und 55. Best Ager sind der Mega-Trend.

Die meisten dieser Frauen fühlen sich erheblich jünger, als sie sind. Liegt das daran, dass sie Schlimmeres erwartet haben und angenehm überrascht sind? Hätten Sie gedacht, dass Sie jetzt, wo Sie im besten Alter gelandet sind, so attraktiv, sexy und begehrenswert sind? Viele Männer schätzen diese selbstsicheren und lebenserfahrenen Frauen, wie man sie überall sieht. Frauen, die selbst wissen, wo es langgeht, und keinen brauchen, der ihnen das Leben erklärt, Frauen die diese spezielle Mischung aus Souveränität und Gelassenheit verkörpern. Das ist extrem anziehend. Nicht umsonst sagen Trendforscher: Der Frau über 50 gehört die Zukunft.

Jill Schneider, Übersetzerin
Ich finde, die Frage: »Wie alt sind Sie?« müsste verboten werden. Oder die Aufforderung: »Schätz doch mal, wie alt ich bin!« Meist geht diese mit einem hoffnungsvollen Lächeln einher, begleitet von der unausgesprochenen Bitte: »Könntest du auf mindestens 10 Jahre weniger tippen? Bitte, bitte!«

Ich gebe mein Alter ja immer der Wahrheit entsprechend an. Klar, gefällt es mir, wenn jemand sagt: »Nein, das gibt es doch nicht. Du siehst höchstens wie … aus!« Aber ob das immer ehrlich gemeint ist oder nur schmeicheln soll? Und seien wir mal ehrlich: Was habe ich denn davon? Heute sehen wir doch alle viel jünger aus als früher. Vielleicht sollte ich den nächsten Frager mal so richtig an der Nase herumführen und ihm eine Zahl nennen, die um 15 Jahre höher ist. Das wäre ein Spaß. Der würde die Augen verdrehen. Oder vielleicht ich? Denn was mache ich, wenn ich sage, ich sei 64, obwohl ich erst 49 bin, und mein Gegenüber antwortet mit: »Ach, nein! Ich hätte Sie jetzt glatt für 52 gehalten.«

Am meisten stört mich diese Antwort: »Für Ihr Alter sehen Sie aber noch gut aus.« Für mein Alter? Was soll das denn nun heißen? Wäre ich jetzt 5 Jahre jünger, dann würde ich schlecht aussehen?

Aber mein absoluter »Favorit« ist, wenn Männer, die viel jünger sind als ich, mir bewundernde Blicke zuwerfen und davon schwärmen, wie gut ich ihnen gefiele, weil sie auf ältere und reife Frauen stehen. Ja, bin ich denn Fallobst? Überreif und fällig zum Abschuss? Dankbar, einem jüngeren Mann im Schoß landen zu dürfen?

Nun ja, ich will mich nicht wirklich beklagen. Ich habe zwar derzeit das Gefühl, mitten in einem Alterungsschub festzusitzen, aber trotz Falten, Cellulite und nachlassender Hautspannung fand ich mich noch nie so anziehend wie jetzt. Manchmal schaue ich in den Spiegel, lächle mich an und sage: »Siehst du klasse aus!«

Mit meinen 49 Jahren kann ich die attraktivsten Männer haben. Männer, die mich in meinen 30ern keines Blickes gewürdigt haben, stehen auf einmal Schlange, sind fasziniert von meinem Selbstbewusstsein, bewundern mich dafür, dass ich genau weiß, was ich will, dass ich ihnen sage, wo es lang geht. Es war ein ziemliches Stück Arbeit, an diese Stelle zu kommen: Nicht mehr »herumdrucksen« zu müssen, weil man sich nicht traut, seine Meinung oder »Nein« zu sagen, und statt dessen zu seinen Wünschen und Bedürfnissen zu stehen. Das Leben ist so einfach, wenn man den Mumm hat, seinen Mund aufzumachen, und dabei eine glasklare Sprache führt. Dennoch kann ich ganz Frau sein, kann auch mal das zarte Weibchen hervorholen und den Gentleman im Mann locken, bis ich wieder umsteige auf taffe Endvierzigerin oder neugierige Abenteuerin.

Dadurch ist mein Leben spannend, überraschend und wundervoll geworden. Ich wünsche mir, dass es immer so weitergeht. Aber vor allem wünsche ich mir noch mehr Persönlichkeit, noch mehr Stärke und ganz viel Gelassenheit. Nun ja, ich gebe es zu, die Reife wünsche ich mir auch.

Der Stress lauert überall

Nicht nur der Stress in Bezug aufs Älterwerden kann uns ganz schön zu schaffen machen, in unserem Kopf braut sich auch sonst oft allerlei Schlimmes zusammen: Der Wunsch nach Perfektion, das Hadern mit sich selbst, wenn man Fehler macht, das Überhören von Bedürfnissen, emotionale Überforderung, zu wenig Anerkennung, unterdrückte Gefühle, Angst, Sorgen, Grübelei, mangelnde Abgrenzung, Chaos im Kopf.

Auch Einflüsse von außen oder ungünstige Verhaltensweisen setzen uns zu: Bewegungsmangel, körperliche Überforderung, Zeitdruck, einseitige oder unkontrollierte Ernährung, Wassermangel, Zigarettenkonsum, zu viele Schreckensmeldungen in den Nachrichten, zu wenig Schlaf, permanenter Lärm, Wohnungswechsel, Beziehungsprobleme, Trennung, familiäre Schwierigkeiten, der Tod nahestehender Menschen, beruflicher Kontakt mit unliebsamen Mitmenschen, Schwierigkeiten mit Kollegen und Vorgesetzten, Arbeitslosigkeit, Arbeitsplatzwechsel, Mobbing, Umweltgifte, Elektrosmog.

Wahrscheinlich gibt es in Ihrem Leben noch den einen oder anderen Stressor, den ich in meiner Liste nicht angeführt habe.

Sicherheitsnetz

Sichern Sie Ihr entspanntes Älterwerden ab, indem Sie Negatives reduzieren und Positives fördern:

- Schränken Sie Ihren Alkohol- und Kaffeekonsum ein
- Verzichten Sie auf Zigaretten und auf Fastfood-Produkte
- Treiben Sie regelmäßig Sport
- Sorgen Sie für ausreichend Schlaf
- Achten Sie auf ein normales Körpergewicht
- Stabilisieren Sie Ihre Partnerschaft
- Sorgen Sie für eine positive Einstellung gegenüber Ihren Problemen und deren Bewältigung
- Ernähren Sie sich gesund
- Überprüfen und begrenzen Sie Stressfaktoren
- Schaffen Sie sich ein gutes soziales Umfeld
- Sichern Sie sich einen stabilen Freundeskreis
- Nehmen Sie sich Zeit für sich und Ihre Hobbys
- Möbeln Sie Ihr Selbstbewusstsein auf
- Fordern Sie Ihren Verstand
- Lernen Sie immer wieder Neues

In diesem Buch finden Sie in den verschiedenen Kapiteln Tipps und Anregungen dazu.

Hier geht es zu Ihrem Stressreduzierungsprogramm

Notfallliste

Stellen Sie sich Ihre ganz persönliche Anti-Stress-Liste zusammen:
Wenn ich mich gestresst fühle, hilft mir

- meine beste Freundin anrufen
- rausgehen und mich bewegen
- eine Pause machen und tief Luft holen
- eine Folge meiner Lieblingscomedy ansehen
- in der Badewanne liegen

Nehmen Sie sich ein Blatt Papier und schreiben Sie Ihre altbewährten Tricks darauf. Blättern Sie durch dieses Buch, um sich die Tipps auszusuchen, die Ihnen am besten gefallen, und schreiben Sie auch diese auf. Legen Sie Ihre Liste an einen Ort, wo Sie sie schnell finden, denn in Stresssituationen reagieren wir oft kopflos.

Gegen die Angst

Angst vor dem Alter, vor Krankheiten, Arbeitslosigkeit oder Alleinsein: die Bachblüte Mimulus ist die richtige, wenn wir in diesem Gefühl gefangen sind. Sie hilft, Selbstbewusstsein, Gelassenheit und Mut zu entwickeln, um in stressigen Situationen über sich hinauszuwachsen.

Sie sind mehr ...

Oft richten wir unsere ganze Aufmerksamkeit auf eine oder zwei Problemzonen und übersehen dabei völlig, dass wir mehr sind als ein paar Dellen am Po, ein paar Falten im Gesicht oder ein Bauch, der nicht mehr ganz flach ist. Wir zerfleischen uns selbst, statt zu genießen, was wir haben! Mit diesen missmutigen Gedanken über unser Aussehen geht unsere ganze Ausstrahlung flöten. Richten Sie Ihre Aufmerksamkeit doch lieber auf das, was Sie attraktiv macht: Ihre strahlenden Augen, Ihr süßes Lächeln, Ihre hübschen Füße, Ihre schlanken Fesseln, Ihr sexy Dekolleté. Übersehen Sie, was nicht so gelungen ist, und betonen Sie Ihre Schönheit. Seien Sie einfach hinreißend!

Christine Weiner, Autorin

Zu meinem letzten Geburtstag gratulierte mir ein Mann fröhlich zum 41. Lebensjahr. Zum Glück war es nicht der Mann an meiner Seite (solche dummen Scheinkomplimente wären ein Trennungsgrund für mich).

Ich erinnere mich dunkel, dass Männer mir auch schon unpassenderweise zum 29. und 39. gratuliert hatten. Wenn ich mich recht besinne, war mein Älterwerden ab dem 15. Lebensjahr damit verbunden, dass ich entweder jünger aussehen oder jünger wirken sollte. Immer häufiger fielen Sätze wie: »So alt siehst du noch gar nicht aus!«, dabei wollte ich am liebsten genauso alt aussehen, wie ich war. Warum denn auch nicht? Mit dem seelischen Alter hat das für mich nichts zu tun. Nun gehe ich auf die 50 zu und es geht immer noch in diesem Ton weiter. Es ist eines, sich jung zu fühlen, ein anderes, es sein zu sollen. Ich will mich lieber so fühlen, als einer Erwartung zu entsprechen. Erwartungen anderer Menschen gingen mir nämlich bereits in der Pubertät ziemlich auf den Geist.

Für mich bedeutet älter werden, mich selbst zu mögen, mir beim Zähneputzen zuzuzwinkern und mich gerne mit jungen Menschen zu umgeben. Ich höre keine Oldie-, sondern Jugendsender, einfach aus dem Grund, weil ich die Oldies schon viel zu lange kenne. Neue Töne sollen in mein Ohr. Oldiesender machen alt. Meine Lieblingsfarbe ist noch lange nicht beige, sondern türkis. Wenn man mich aber fragt, wie alt ich bin, dann bestehe ich auf meinem tatsächlichen Alter, ach, am liebsten würde ich mich sogar ein bisschen älter machen, denn auch mit 39 Jahren konnte ich es eigentlich nicht erwarten, 40 Jahre oder 42 Jahre alt zu werden. Ich liebe es, an Jahren und an Reife zu gewinnen. Ich bin froh, dass ich nicht mehr auf Männer wirken muss (eben weil ich in einem für sie unattraktiven Alter bin), sondern wirken kann. Über mich sehen die hinweg, die für mich nie in Frage kämen. Also: was soll's? Mich interessiert mein Kopf – mein Wissen, meine Bildung, und die nahmen mit den Jahren zu. Jüngere Kollegen? Von mir aus gerne! Die zehn Jahre Erfahrung, die ich mehr habe als sie, müssen sie erst noch leben. Das ist mein Heimvorteil. Oft bin ich schneller, weil ich mehr Wissen und mehr Kontakte habe.

Fehlt mir noch etwas zu meinem Glück? Im Grunde eigentlich nur eine Art »Golden Girls Resort«, das sich in seinen Wellnessangeboten ganz auf meine Zielgruppe ausrichtet. Vielleicht auch eine größere Auswahl an Bars und Tanz für meine Generation. Ansonsten finde ich alles golden. Und wenn ich an den Strand will, so soll es in Italien einen rosa Strand geben, der nur für Frauen reserviert ist. Endlich meine Cellulite in voller Schönheit zeigen. Wer weiß, wenn ich sie so offen präsentiere, vielleicht wird sie ja von einer anderen Frau bemerkt. Einer, die endlich ein wirksames Mittel dagegen weiß?

Rosarote Brille

Legen Sie doch mal einen »Rosarote-Brille«-Tag ein. Erlauben Sie sich an diesem Tag ausschließlich positive Gedanken über sich und Ihre Mitmenschen. Alles Negative scheuchen Sie weg. Konzentrieren Sie sich auf Ihre Vorzüge und auf das, was gut läuft in Ihrem Leben.

Befreiung von geistigem Müll

Vergleichen Sie sich oft mit anderen Frauen? Ulla hat weniger Falten, Susanne sieht viel jünger aus als ich, die Verkäuferin in der Bäckerei hat schönere Zähne, die Nachbarin hat einen höflicheren Mann, Regina den besseren Job? Sind Sie frustriert, wenn Sie sich diesen Gedanken hingeben? Vergleiche bringen nur Verdruss. Denn auch andere Frauen haben ihre Probleme. Sie kennen vielleicht den Spruch »Unter jedem Dach ein Ach«. Bestimmt werden auch Sie von anderen Frauen beneidet. Gründe dafür gibt es doch genug. Oder?

Es geht auch positiv

Worte haben eine große Macht. Sie können ganz schnell zur Realität werden, wenn wir sie immer und immer wieder benutzen. Das gilt natürlich auch für Sätze, die wir oft sagen. Werden Sie zur Detektivin in Sachen Sprachgewohnheiten und finden Sie Ihre liebsten Negativ-Sätze:

»Jetzt gehe ich auf die 60 zu.« (Nachdem Sie gerade 50 geworden sind!)

»Ich werde alt und grau.«

»Kein Mann wird sich mehr nach mir umdrehen.«

»Das Leben ist hart und ungerecht.«

»Jetzt geht es abwärts mit meiner Konzentration (Gesundheit, Figur, Schönheit etc.).«

»Wenn man erst mal 40 ist, lässt der Stoffwechsel nach und man wird immer dicker.«

»Meine Mutter hat mit 45 diese Schwellungen unter den Augen bekommen, bei mir fängt es auch schon an.«

Welche Sätze fallen Ihnen noch ein? Schreiben Sie auf, was Ihnen in den Sinn kommt, und legen Sie den Stift erst beiseite, wenn Sie mindestens 10 Stimmungskiller aufgestöbert haben. Nachdem Sie fündig geworden sind, wandeln Sie diese in aufbauende Glaubenssätze um:

»Ich freue mich auf das neue Jahrzehnt.«

»Ich bin neugierig darauf, was das Leben mir noch bietet.«

»Ich gebe mich dem Leben voller Lust hin und genieße jeden Augenblick.«

»Ich erwarte, dass das Leben es gut mit mir meint.«

»Es darf mir gut gehen.«

»Ich nutze die Chancen und Möglichkeiten, die das Leben mir bietet, und mache das Beste daraus.«

»Ich habe mich noch nie so jung gefühlt wie heute!«

»Ich werde von Tag zu Tag jünger und schöner.«

»Ich bin voller Freude und Elan.«

»Ich werde bewundert und verehrt.«

»Meine Gesundheit (Fitness, Konzentration) verbessert sich ständig.«

»Mir ging es noch nie so gut wie jetzt!«

»Ich werde oft angeflirtet.«

»Männer interessieren sich für mich und finden mich anziehend.«

Unser Geist und unsere Energie bewegen sich immer auf das zu, was wir oft denken. So, wie es im Negativen funktioniert, klappt es auch im Positiven. Das können wir nutzen, um das zu erschaffen, was wir uns wünschen.

Wenn Sie die Kraft dieser Aussagen steigern wollen, kombinieren Sie Ihren Lieblingssatz mit der Übung »Ab mit den alten Zöpfen« in diesem Kapitel auf Seite 58.

Die Macht der Drei

Wenn Sie eine Veränderung richtig wirksam in Ihrem Inneren verankern möchten, sprechen Sie ein neues Denkmuster dreimal aus: »Mir geht es von Tag zu Tag besser und besser und besser.« Negative Gedanken verbannen Sie mit: »Löschen, löschen, löschen.« Ihren Wunschsatz sagen Sie sich gleich dreimal vor: »Ich verändere mich mit Leichtigkeit. Ich verändere mich mit Leichtigkeit. Ich verändere mich mit Leichtigkeit.«

Bettgeschichten

Schreiben Sie jeden Abend, bevor Sie zu Bett gehen, drei positive Dinge auf, die Ihnen tagsüber passiert oder begegnet sind. Das dürfen ganz simple Dinge sein, wie der Parkplatz direkt vor der Haustür, das Lächeln der Zeitungsfrau, die Sonnenstrahlen am Nachmittag, ein Kompliment über Ihr frisches Aussehen, oder aber der Anruf einer alten Freundin, von der Sie lange nichts mehr gehört haben, eine erfolgreich verlaufene Präsentation, der locker überstandene Zahnarztbesuch.

Wenn Sie diese Dinge aufschreiben, stärkt das Ihre Dankbarkeit für das Gute in Ihrem Leben und lenkt Ihre Aufmerksamkeit auf weitere positive Ereignisse. Die schönen Gedanken, mit denen Sie einschlafen, werden für angenehme Träume sorgen.

Lebenslustig wie Jakobs Adele

In den 80ern lief im Fernsehen die Serie *Jakob und Adele.* Erinnern Sie sich? Brigitte Horney und Carl-Heinz Schroth spielten zwei lebenslustige, humorvolle und agile Menschen, deren Leben mit 65 noch lange nicht vorbei sein sollte. In jeder Folge bewiesen sie aufs Neue, dass sie alles andere als zum alten Eisen gehörten.

Gibt es in Ihrer Welt auch solch eine Adele (oder sogar mehrere)? Schauen Sie sich um. Sicher finden Sie ein paar Frauen, die Sie zu Ihren Vorbildern in Sachen Altern mit Pfiff machen können.

Ganz viel Licht

Licht hellt trübe Stimmung auf und bringt die Ausschüttung von Gute-Laune-Hormonen wie Noradrenalin, Serotonin und Dopamin in Gang. Mangelndes Licht lässt den Körper einen Überschuss an Melatonin produzieren – wir werden müde und auf Dauer deprimiert. Also raus an Licht und Luft, egal wie das Wetter ist. Denn selbst an trüben Tagen reicht die UV-Strahlung aus, um unsere Stimmung zu verbessern.

Einmal links, einmal rechts, einmal beides

Wenn wir durch unser rechtes Nasenloch atmen (und das linke Nasenloch dabei mit einem Finger zuhalten), regen wir die linke Gehirnhälfte und dadurch Qualitäten wie Logik, Objektivität und wissenschaftliches Verständnis an. Wir besänftigen Wut und Frustration und kühlen unseren Körper an heißen Tagen. Die Atmung durch das linke Nasenloch (bei zugehaltenem rechten Nasenloch) aktiviert die rechte Gehirnhälfte und damit Intuition, Kreativität und Gefühle. Wir regen unseren Geist an und wärmen den Körper an kühlen Tagen. Wechselseitige Atmung kann noch mehr: wir erhöhen die im Alter geringer werdende Lungenkapazität und reduzieren die Pulsfrequenz bei Stress, Ärger oder Angst.

Uns so funktioniert es: Legen Sie die Zungenspitze mit leichtem Druck an den Gaumen. Halten Sie sich das rechte Nasenloch zu und atmen Sie tief durch das linke ein. Zum Ausatmen verschließen Sie das linke Nasenloch und atmen tief durch das rechte aus. Atmen Sie durch dieses auch wieder ein, halten Sie es zu und atmen Sie auf der linken Seite aus. Das wiederholen Sie zweimal.

Energietank

Welche Dinge geben Ihnen Energie? Der Pilateskurs im Sportstudio? Ein langer Spaziergang im Wald? Auf dem Sofa liegen und lesen? Ein tiefsinniges Gespräch mit der besten Freundin? Ausgehen, tanzen und Spaß haben? Ein kleines Nickerchen am Nachmittag? Machen Sie sich eine Liste und hören Sie erst auf, wenn Ihnen mindestens 10 Energiespender eingefallen sind. Gönnen Sie sich ab jetzt öfter eine kleine Auszeit, damit Ihr Energietank immer mindestens halb voll bleibt.

Schön atmen

Halten Sie in Stresssituationen oder wenn Sie Angst haben, die Luft an? Das kann nicht nur zu Verspannungen überall im Körper führen, auch die Elastizität Ihrer Haut lässt nach, weil sie nicht ausreichend mit Sauerstoff versorgt wird. Richtiges Atmen ist ganz einfach, gibt innere Ruhe und macht obendrein noch schön: Legen Sie Ihre Hände auf die Rippen Ihres Brustkorbs, schließen Sie Ihre Augen und atmen

Sie durch die Nase tief in den Bauch ein. Stellen Sie sich vor, dass Sie Ihren ganzen Körper mit frischer Energie anfüllen. Beim lauten Ausatmen durch den Mund stellen Sie sich vor, wie der Stress Ihren Körper verlässt und sich in Nichts auflöst. Achten Sie darauf, dass sich nicht nur Ihr Bauch mit Luft aufbläst, sondern dass sich auch Ihr Brustkorb in alle Richtungen ausdehnt, vor allem nach vorne und seitlich. Atmen Sie mindestens 9-mal ein und aus.

Sie fühlen sich schon viel entspannter? Prima! Diese Atmung sorgt zudem dafür, dass Sie mit beiden Beinen fest auf dem Boden stehen. Egal was passiert, Sie können in Ihrer inneren Mitte bleiben.

Mit Musik geht alles leichter

Greifen Sie in Ihre CD-Sammlung, wenn Sie sich gestresst fühlen. Das *Brandenburgische Konzert Nr. 6* von Johann Sebastian Bach wird Ihre Seele beruhigen. Bei Angst sollten Sie die *Symphonie Nr. 3 in F-Dur, op. 90* von Johannes Brahms oder die *Symphonie Nr. 6 in F-Dur, op. 68* von Ludwig van Beethoven wählen. Sie mögen keine klassische Musik? Dann legen Sie einfach Ihre Lieblings-CD auf!

Musik dringt tief in die Seele ein, berührt uns, stimmt uns melancholisch oder fröhlich, weckt Sehnsucht oder die Lust an der Bewegung. Aber nicht nur das, Musik kann auch gezielten Einfluss auf die Organe nehmen und Schmerzen lindern, Verspannungen lösen, die Verdauung verändern oder den Blutdruck senken. Mozart und Händel komponierten sogar auf Bestellung Stücke für Menschen mit Depressionen oder Migräne. Legen Sie Chopins *Nocturnes* zum Entspannen, Beethovens *Fidelio* gegen Kopfschmerzen, Mozarts *Zauberflöte* bei Konzentrationsmangel oder einen Rap gegen den mittäglichen Durchhänger auf. Auch Vivaldi bringt auf Trab, Beethovens *Neunte* beruhigt. Besorgen Sie sich CDs für alle Stimmungslagen.

Singen Sie sich eins

Wenn Sie nun gerade keinen CD-Spieler in der Nähe haben und Ihnen danach ist, können Sie Ihre Musik natürlich auch selbst produzieren. Abgesehen davon, dass es einfach Spaß macht, ein Liedchen zu trällern, fördert Singen die Konzentration, baut Stress ab, reduziert Schmerzen, lindert Trauer und depressive Verstimmungen und stärkt das Immunsystem. Suchen Sie sich Melodien aus, mit denen Sie angenehme Gefühle verbinden: aus einem Liebesfilm, Ihrer Lieblingsserie, eine, die Ihre erste Verliebtheit begleitete, Verse aus der Kinderzeit. Nachdem Sie 20 Minuten durchgehalten haben, produziert Ihr Gehirn die nötigen Botenstoffe. Summen wirkt übrigens auch.

Noch besser wirkt Singen, wenn Sie es mit Lachen kombinieren. Peppen Sie eine langweilige Autofahrt auf, indem Sie und Ihre Begleitung sich gegenseitig Werbeslogans oder Titelmelodien aus Filmen und Serien vorsingen und sie dann raten müssen, worum es sich handelt. Das wird für viele gemeinsame Lacher sorgen.

Vokal-Atmung

Sie meinen, Sie können gar nicht singen? Sie haben auch gar keine Lust dazu? Dann stimmen Sie einfach nur Vokale an, denn alleine das kann schon Blockaden in Körper und Seele auflösen. Stellen oder setzen Sie sich am besten gerade hin, schließen Sie Ihre Augen und ziehen Sie Ihr Kinn leicht an den Hals. Legen Sie Ihre Hände der Reihe nach auf die Stellen, die Sie aktivieren wollen, und stimmen Sie an:

»I« für Kopf und Rachen
»E« für Hals und Kehlkopf
»A« für den Brustraum
»O« für das Herz
»U« für das Becken und den Unterleib

Sich glücklich riechen

Wenn Sie sich mal wieder völlig überfordert fühlen, Ihnen Unrecht getan wurde, Sie sich alt und grau fühlen, richtig frustriert sind, nichts klappt und Sie sich am liebsten nur noch unter der Bettdecke verkriechen würden, greifen Sie schnell zu einem Riechfläschchen, in dem Sie Wasser mit einigen Tropfen Bergamotte (gegen Stress, Angst und Gefühlsschwankungen), Basilikum (gegen Angst, Traurigkeit, Depressionen), Orange (gegen Verbissenheit, Traurigkeit, Nervosität), Limette (gegen Lustlosigkeit, Müdigkeit und Grübelei) oder Vanille (gegen Ärger, Frustration, Reizbarkeit) vermischt haben, und ein paar Atemzüge später ist das Leben schon wieder etwas leichter.

Kauen lockert

Bevor Sie bei der nächsten Stressattacke in die Tischkante beißen, sollten Sie sich lieber einen Kaugummi in den Mund stecken. Die Muskeln um Mund und Kiefergelenk können die angespanntesten im ganzen Körper sein. Kauen lockert diesen Bereich und sorgt zudem für ein besseres Gedächtnis, weil durch die ständige Mundbewegung mehr Sauerstoff ins Gehirn gelangt.

Bitte lächeln

Wenn Sie lächeln oder lachen, entspannen Sie nicht nur Ihre Gesichtsmuskeln. Sobald Ihre Mundwinkel nach oben wandern, drückt ein Muskel in Ihren Wangen auf einen Nerv. Der signalisiert dem Gehirn: Dein Besitzer lächelt. Sofort bremst es die Produktion von Stresshormonen und schüttet statt dessen Glückshormone aus. Das stärkt das Immunsystem, regt den Stoffwechsel an, sorgt für Gelassenheit und klares Denken.

Malen Sie sich einen Smiley auf den Spiegel, wenn die Lippen einfach nicht nach oben wandern wollen, oder stecken Sie sich einen Bleistift zwischen die Zahnreihen. Sie werden merken, dann bleibt Ihnen gar nichts anderes übrig, als zu lächeln. Das Beste daran: Das Gehirn erkennt nicht, ob unser Lächeln echt ist oder nur gespielt. Es reagiert einfach mit besserer Laune.

Man wird alt, wenn die Leute anfangen zu sagen, dass man jung aussieht.

Karl Dall, Entertainer

In die Mitte kommen

Manchmal sind wir so gestresst, dass wir aus unserer »Mitte« geraten, uns auf nichts mehr konzentrieren können und uns in unserer Haut einfach unwohl fühlen. Dann hilft diese Übung:

Setzen Sie sich auf einen Stuhl und atmen Sie erst einmal tief durch. Dann legen Sie den linken Fuß auf das rechte Knie, Ihre rechte

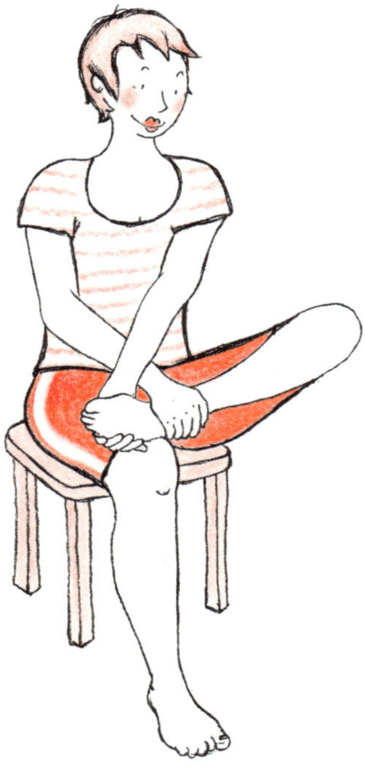

Hand auf den Knöchel und die linke Hand an den Fußballen. Wenn sich die beiden Handgelenke überkreuzen, haben Sie es richtig gemacht. (Sollte sich diese Position unangenehm anfühlen, machen Sie es umgekehrt, also rechten Fuß über linkes Knie, linke Hand auf den Knöchel und rechte an den Fußballen.) Wenn Sie nun einatmen, berühren Sie mit der Zungenspitze Ihren Gaumen (dort, wo Sie den Buchstaben »L« formen) und bewegen beim Ausatmen die Zunge nach unten. Bleiben Sie in dieser Position eine Minute oder auch länger sitzen.

Danach kommt der zweite Teil: Stellen Sie beide Beine nebeneinander auf den Boden, halten Sie Ihren Rücken gerade und lassen Sie die Fingerspitzen beider Hände sich berühren. Atmen Sie tief ein und aus und bleiben Sie auch in dieser Position für eine Minute oder länger sitzen.

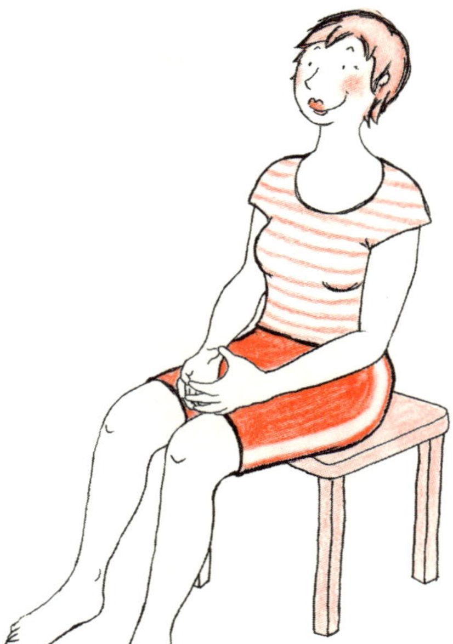

Die Übung ist ein Multitalent, denn sie sorgt dafür, dass Ihre beiden Gehirnhälften wieder zusammenarbeiten und sich Ihr inneres Chaos neu sortiert. Sie werden wieder klarer denken können und Lösungen für Ihre Probleme entdecken. Das sorgt für innere Ruhe, Abgrenzungsfähigkeit und Selbstbewusstsein. Weil sie auch den Fluss im Energiesystem des Körpers anregt, können Sie mit der Übung Gesundheitsvorsorge betreiben.

Dem Stress davonlaufen

Schon 10 Minuten reichen, um den Stoffwechsel spürbar anzukurbeln. Unser Körper kommt noch eine Stunde nach einem flotten Spaziergang viel besser mit Stress zurecht. Also: nichts wie raus!

Schaukeln

Erinnern Sie sich daran, wie Sie sich gefühlt haben, wenn Sie sich als Kind auf eine Schaukel setzten und es Richtung Himmel ging? Verjüngen Sie sich, indem Sie an das Gefühl von Freiheit und Leichtigkeit anknüpfen. Gleichzeitig tun Sie etwas für Ihre Gesundheit, denn Menschen, die oft und lange schaukeln, fühlen sich ausgeglichener und sorgloser im Vergleich zu solchen, die nur auf dem Sofa sitzen. Sogar Schmerzen sollen sich durch die sanft wiegende Bewegung verflüchtigen.

Negatives rauswerfen

Manchen negativen Gedanken haben wir schon tausendmal gedacht. Hat uns das wirklich weitergebracht? Oder schleppen wir ihn als alten Vertrauten auf unseren Schultern mit durchs Leben? Vielleicht sollten Sie dem einen oder anderen Schulterdrücker den Garaus machen: Stellen Sie sich vor, dass Sie Ihren dunklen Gedanken von der Schulter nehmen und ihn einen Meter von sich entfernt auf den Boden setzen. Auf einmal ist er nichts weiter als ein kleiner schmutziger Haufen, der zu Ihren Füßen liegt. Befehlen sie ihm mit lauter und eindeutiger Stimme: »Verschwinde, verschwinde, verschwinde!« Wenn er Sie weiter belästigen sollte, bleiben Sie ganz eindeutig, indem Sie sich auf keine innere Diskussion einlassen, sondern dreimal dieses eine Wort sagen: »Verschwinde, verschwinde, verschwinde!«

Nur nach Termin

Wenn Sie bereits den halben Tag eine Fahrt im Gedankenkarussell machen, sich schon alles dreht, aber keine Lösung in Sicht ist, vereinbaren Sie mit Ihren Grübeleien einen Termin: Heute Abend, 18 Uhr, beschäftige ich mich mit euch. Greifen Sie am besten zu einem Blatt Papier und einem Stift und schreiben Sie Ihr Problem in ein paar Stichpunkten auf und den Termin dazu.

Beschäftigen Sie sich dann – und nur dann! – mit Ihrem Thema. Das verschafft Ihnen den Raum, sich vorher und nachher anstehenden Aufgaben zu widmen, die darunter leiden, wenn Sie mit Ihrer Aufmerksamkeit ganz woanders sind. Nehmen Sie den vereinbarten Termin bitte ernst und greifen Sie, wenn es so weit ist, einfach zu den Tipps aus dem Buch, um die Lösung Ihres Problems leichter in Angriff nehmen zu können.

Die richtige Ernährung bringt's

Wie Sie Stress mit der richtigen Ernährung zu Leibe rücken können und was genau hilft, lesen Sie im Kapitel »Happy Aging – Gesund und wohlernährt« ab Seite 108.

Ab mit den alten Zöpfen

»So benimmt eine Frau deines Alters sich nicht.«
»Wenn man erst mal 50 ist, lässt man sich die Haare kürzen.«
»Wenn man verheiratet ist, geht man nicht alleine aus.«
»Mit 60 fängt man kein Studium mehr an.«

»Einen alten Baum verpflanzt man nicht.«
»Flippst du auf deine alten Tage noch aus?«
»Ab einem gewissen Alter macht man langsam.«
»Als Großmutter bleibt man brav zu Hause, um die Enkelkinder zu hüten.«

Fallen Ihnen auch noch ein paar dieser wahren Sätze ein? »Die Erde ist eine Scheibe«, zum Beispiel? Ich bin mir ganz sicher, dass Sie welche kennen.

Wenn Sie in die bessere Hälfte starten, haben Sie zwei Möglichkeiten: Alles bleibt beim Alten und im besten Fall langweilen Sie sich nur – oder aber Sie gehen ein Risiko ein und verändern, was schon längst fällig war. Dann könnte es natürlich passieren, dass Sie belächelt werden. Oder bemitleidet. Dass man die Nase rümpft über Ihr Verhalten: »Wie kann man nur?« Das ist eben der Preis, den Sie dafür zahlen müssen, die Frau zu sein (oder zu werden), die Sie schon immer waren (oder werden wollten). Was haben Sie denn zu verlieren, wenn Sie sich von Normen lösen? Ein eingeschlafenes Leben?

Sie würden ja gerne, aber Sie trauen sich nicht? Suchen Sie sich einen Leitsatz aus, der Ihr Thema auf den Punkt bringt: »Ich darf tun, was ich will«, »Ich kann sein, wie ich bin« oder »Ich trau mich, mein Leben in die Hand zu nehmen.«

Wenn Sie Ihren passenden Satz gefunden haben – zum Beispiel »Ich schaffe, was ich mir vornehme« –, machen Sie die nachfolgende Übungsreihe. (Teilweise finden Sie diese Übungen auch an anderer Stelle. Damit Sie nicht ständig vor- und zurückblättern müssen, werden Sie hier wiederholt.) Doch bevor Sie beginnen, ordnen Sie die Hemmungen, Befürchtungen oder Ängste, die Sie von Ihrem Ziel abhalten, auf einer Skala von 1 (kaum vorhanden) bist 10 (wirft mich fast um) ein.

Fertig? Dann kann es losgehen:

1. Klopfen Sie mit Zeige- und Mittelfinger Ihrer linken Hand auf die kleine Vertiefung unterhalb Ihres Kleinfingergelenks an der Handaußenkante Ihrer rechten Hand (für Akupunkturkundige: Dünndarm 3) und sagen Sie zweimal diesen Satz, der dann richtig ist, wenn Sie sich zu sehr von anderen beeinflussen lassen: »Auch wenn ich von anderen abgelehnt werde, liebe, respektiere und akzeptiere ich mich aus ganzem Herzen, so wie ich bin.« Vielleicht passt auch dieser Satz: »Auch wenn ich Fehlentscheidungen treffe, liebe, respektiere und akzeptiere ich mich von ganzem Herzen und vergebe mir.« Wenn Ihr Thema die fehlende Courage ist, sagen Sie: »Auch wenn ich mich nicht richtig traue …« oder aber »Auch wenn ich Angst vor Neuem habe …« Setzen Sie an den Anfang des Satzes einfach das, was Sie stört und davon abhält, ein Ziel zu erreichen. Wiederholen Sie das Klopfen an Ihrer anderen Hand.
2. Legen Sie eine Hand auf Ihre Stirn und die andere an den Hinterkopf. Denken Sie über die Konsequenzen Ihres Handelns nach. Lassen Sie sich dafür ein paar Minuten Zeit. Sobald sich in Ihrem Gefühl etwas zum Positiven verändert (oder Sie befreit durchatmen), sprechen Sie laut den Leitsatz, den Sie sich ausgesucht haben, zum Beispiel: »Ich schaffe, was ich mir vornehme«, und bewegen Ihre Augen langsam im Kreis: zweimal linksherum und zweimal rechtsherum.
3. Klopfen Sie mit Ihren Fingern auf die Thymusdrüse (das ist die kleine Erhebung in der Mitte Ihres Brustbeins) und sagen Sie mehrmals Ihren Zielsatz: »Ich schaffe, was ich mir vornehme.«
4. Legen Sie Ihre Hände auf die Mitte Ihres Schlüsselbeins, fahren Sie mit den Fingerspitzen von dort aus nach unten in den nächsten Rippenzwischenraum. Links und rechts Ihres Brustbeins finden Sie zwei leichte Einbuchtungen. In eine Einbuchtung legen Sie Ihren Daumen und in die andere den Zeige- und Mittelfinger Ihrer linken Hand. Massieren Sie diese beiden Stellen, während Ihre rechte

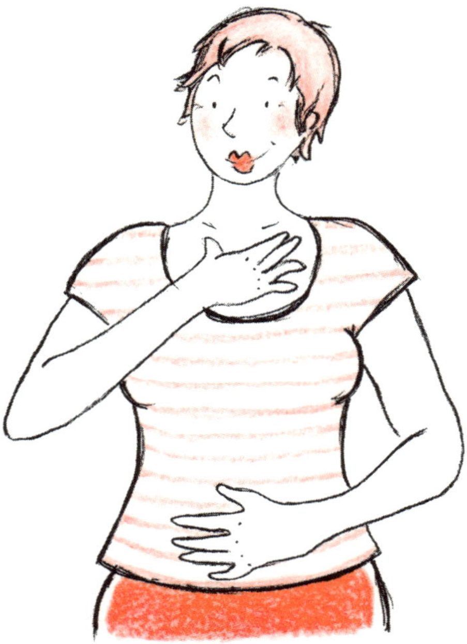

Hand auf Ihrem Nabel ruht. Wechseln Sie nach drei tiefen Atemzügen die Hände und wiederholen Sie die Massage. Falls Sie nicht sicher sind, die richtigen Punkte gefunden zu haben: Massieren Sie großflächig, dann sind Sie auf jeden Fall richtig. Sprechen Sie dabei wieder Ihren Satz aus.

5. Legen Sie den Zeigefinger Ihrer rechten Hand oberhalb Ihrer Lippen ab und den Mittelfinger unterhalb. Massieren Sie die beiden Stellen, während Ihre linke Hand auf dem Bauchnabel liegt. Sprechen Sie mehrmals Ihren Satz aus und wechseln Sie dann die Hände. Danach kommt der zweite Teil der Übung: Massieren Sie gleichzeitig mit den Fingerspitzen der rechten Hand Ihren Bauchnabel und mit der linken Hand Ihr Steißbein. Auch hier wechseln Sie die Hände, nachdem Sie den Satz mehrmals ausgesprochen haben.

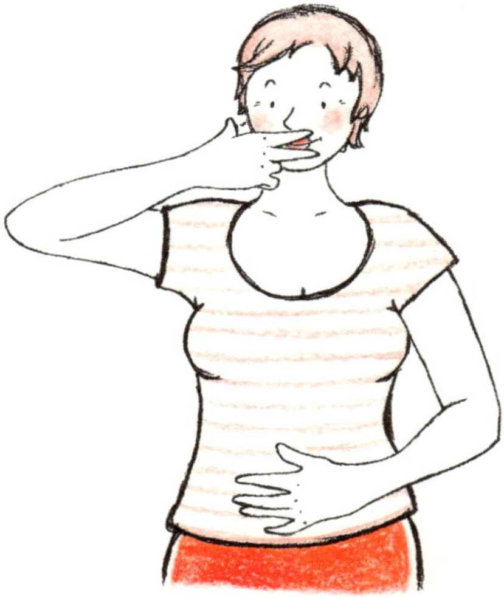

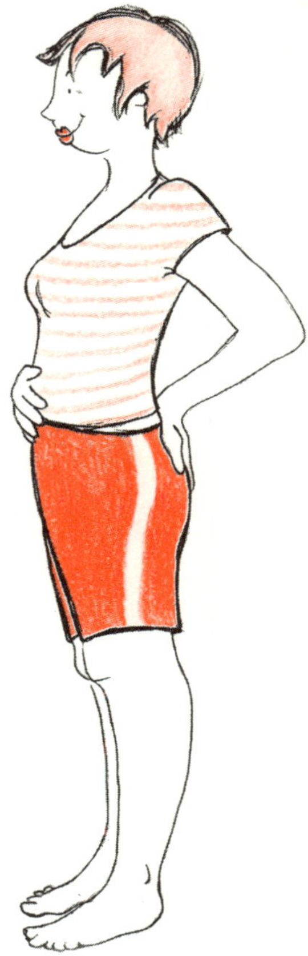

6. Nehmen Sie Ihre Ohren am oberen Ende zwischen Zeigefinger und Daumen und massieren Sie sie langsam und ausgiebig nach unten durch, während Sie Ihren Leitsatz sagen.
7. Strecken Sie Ihre Beine aus und legen Sie den rechten Knöchel über den linken. Falls sich das nicht so gut anfühlt, machen Sie es umgekehrt, also linken Knöchel über den rechten. Strecken Sie Ihre Arme nach vorn aus und drehen Sie die Handflächen nach außen. Überkreuzen Sie die Handgelenke, verschränken Sie Ihre Finger ineinander und legen Sie ihre Hände entspannt in den Schoß.

Schließen Sie Ihre Augen und berühren Sie, während Sie tief einatmen, mit der Zungenspitze leicht Ihren Gaumen, und zwar dort, wo Sie den Buchstaben »L« formen. Beim Ausatmen bewegen Sie Ihre Zungenspitze nach unten. Denken Sie dabei an Ihren Leitsatz. Nach 1–2 Minuten (oder länger, falls Sie möchten) machen Sie den zweiten Teil: Stellen Sie Ihre Füße nebeneinander auf den Boden, halten Sie Ihren Rücken gerade und formen Sie die Hände so, das sie sich an den Fingerspitzen berühren. Während Sie weiterhin tief ein- und ausatmen, liegt Ihre Zunge ganz entspannt im Mund. Bleiben Sie auch in dieser Position für 1–2 Minuten (oder länger).

Wo stehen Sie jetzt auf der Skala? Weiter oben? Super! Wiederholen Sie das Ganze – nach Möglichkeit täglich –, bis Sie bei der 10 gelandet sind.

Es wandelt sich

Die Bachblüte Walnut hilft über Zeiten des Wandels hinweg. Sie passt in alle großen Wendezeiten des Lebens, wie Berufswechsel, Umzug, Scheidung oder Übergang ins beste Alter. Wenn Sie ein altes Kapitel unfreiwillig beenden müssen, wenn Ihnen noch ein Stückchen Selbstbewusstsein für den Neubeginn fehlt oder wenn Sie sich nicht trauen, so richtig durchzustarten, ist sie die Richtige, denn sie gibt Mut, Selbstvertrauen und die nötige Kraft.

Seien Sie gut …

Stellen Sie sich vor, Sie hätten sich frisch verliebt und dieser Mensch würde Sie übers Wochenende besuchen kommen. Was würden Sie alles tun, damit es ein entspanntes und unvergessliches Wochenende wird? Die Wohnung putzen und Blumen auf den Tisch stellen. Etwas Leckeres zu essen einkaufen. Einen guten Wein bereitstellen. Ein wunderbar duftendes Öl für eine Massage besorgen. Ein kleines Geschenk machen ... Stellen Sie sich vor, dass Sie all das tun, dann klingelt es endlich an der Tür und wer steht davor? Sie selbst! Heißen Sie sich als Ihren liebsten Gast willkommen und verwöhnen Sie sich ein Wochenende lang nach Strich und Faden. Seien Sie gut – zu sich selbst!

Feuerlöscher

Wenn Sie sich so richtig erschöpft und ausgebrannt fühlen, greifen Sie zum Schüßler-Salz Nr. 5, Kalium phosphoricum, in der Potenz D6: Trinken Sie über einen längeren Zeitraum morgens und mittags je 8–10 Tabletten, in warmem Wasser aufgelöst.

Tina Cetto, Kinesiologin und Heilpraktikerin

Ich hatte schon ganz früh eine Vision vom Alter. 10 oder 12 Jahre muss ich gewesen sein, als ich mir das Älterwerden als etwas ganz Wunderbares vorstellte. Mir schwirrten die Worte »heitere Gelassenheit« durch den Kopf. Ich hatte so ein Gefühl von Leichtigkeit und Vorfreude. Das war damals meine Vision und wie es mit Visionen so ist, entwickelte sich mein Leben immer mehr in diese Richtung. Es gibt für mich keine Zeit, von der ich sage könnte: Damals war dieses oder jenes besser. Es gibt nichts in meinem Leben, von dem ich sagen würde: Dorthin will oder muss ich nochmals zurück. Ich fühle mich wohl an der Stelle, an der ich stehe. Obwohl ich ein paar Fältchen bekommen habe, finde ich mich schöner denn je. Meine Haare werden zwar immer grauer, doch mein Leben ist bunt. Die Gegenwart ist spannend, interessant und erfüllend. Ganz entspannt sein, sich nicht so ernst nehmen, dafür aber bedingungslos annehmen, nichts, was andere sagen oder tun, persönlich nehmen, das ist für mich wahres Altern.

Kopfüber in den Jungbrunnen
Bewegung dreht die Altersuhr zurück

Gehören Sie zu den Menschen, die sich sozusagen aus einem Naturtrieb heraus bewegen? Und das am liebsten ständig und auch noch mit Freude? Dann herzlichen Glückwunsch! Denn in sportlicher Hinsicht bleiben Sie von einem Tier verschont, mit dem viele Menschen sich allzu oft herumquälen müssen: dem inneren Schweinehund.

Sport und Bewegung sind nicht jedermanns Sache, sollten es aber sein. Durch Bewegung, besonders an der frischen Luft, pusten wir nicht nur unser Gehirn frei, wir tun auch etwas für unsere Gelenke, die Geschmeidigkeit des Körpers, unsere Schönheit und unser Seelenleben. Aber wem sage ich das? Sicher könnten Sie die positiven Seiten des Sports auswendig herunterbeten, würde ich Sie nachts aus dem Tiefschlaf wecken. Leider ist es nicht leicht, sich am Abend oder den freien Sonntagen aufzuraffen, um eine Runde zu joggen, aufs Fahrrad zu steigen oder sich ins Sportstudio zu quälen, wenn man voll innerer Widerstände ist. Wir kennen zwar alle den Sinn von Bewegung, aber wenn sich kein schneller Erfolg einstellt (Bauch ist noch immer dick, Cellulite wurde auch nicht weniger), geben wir ganz schnell auf.

Viele Sportstudios sind überfüllt, aber nicht gerade mit Menschen, die sich in der Mitte des Lebens befinden – und damit meine ich genau unsere Generation. Das macht es noch schwerer, den inneren Schweinehund zu motivieren. Die Musik passt nicht, das Publikum passt nicht, die Geräte kapiert man sowieso nicht und außerdem muss ja noch so viel Dringenderes erledigt werden. Eine Runde »Couching« tut doch auch ganz gut.

Was wir gerne vergessen, wenn wir es uns mal wieder so richtig bequem gemacht haben: Es gibt keinen »Couch Potato«-Muskel. Körper wollen sich bewegen. Egal, wie alt wir sind: Unsere Muskeln lechzen buchstäblich danach, benutzt und gefordert zu werden. Muskeln sind zum Laufen, Springen, Hüpfen da. Arme und Beine wollen sich austoben, der Kopf will kreisen. Denn das Beste ist: ein bewegter Körper sorgt für einen beweglichen Geist. Das kennen wir doch noch aus unserer Schulzeit.

Den Körper wahrzunehmen bedeutet, ihn zu bewegen. Damit das auch Freude macht, muss die Bewegung für Sie eine Bedeutung bekommen: jung und beweglich bleiben, fit sein, besser aussehen, einen wachen Geist haben, gesund bleiben, schneller reagieren können oder sich ganz einfach rundum wohl fühlen. Ziele, für die es sich lohnen sollte.

Gründe gibt es reichlich

Auch wenn Sie die Vorteile ausreichender Bewegung schon im Schlaf herunterbeten können, ist der eine oder andere vielleicht doch neu für Sie und genau der, den Sie als Motivator brauchen, um sich von Ihrer Couch zu erheben:

- Sport sorgt für eine bessere Stimmung, denn das Gehirn schüttet Glückshormone aus. Schon alleine deshalb, weil Sie es geschafft haben, den inneren Schweinehund zu besiegen, werden Sie sich prima fühlen.
- Je mehr Muskelmasse wir entwickeln, desto mehr Kalorien verbrennt der Körper, Fett schmilzt schneller weg und das Bindegewebe wird fester. Gleichzeitig verschwinden die hässlichen Dellen an Po und Oberschenkeln.

- Bewegung regt Blut- und Lymphfluss an. Dadurch werden Stoffwechselschlacken und Umweltgifte schneller aus dem Körper raus befördert. Bereits 30 Minuten Sport reichen aus, die Killerzellen im Blut um 30 Prozent zu erhöhen.
- Ihr Immunsystem wird gestärkt und durch den besseren Grundumsatz produziert Ihr bewegter Körper weniger zellschädigende freie Radikale.
- Sport durchblutet das Gehirn und versorgt es mit genügend Sauerstoff. Sie werden wacher, konzentrierter und leistungsfähiger sein. Außerdem wird die Neubildung von Nervenzellen und Synapsen im Gehirn gefördert. Studien zufolge sollen Frauen zwischen 70 und 80 Jahren ein um 20 Prozent geringeres Risiko haben, dement zu werden, wenn sie sich regelmäßig bewegen.
- Wer Sport macht, leidet viel seltener unter Depressionen. Wenn die dunkle Stimmung uns bereits gefangen hält und es deshalb besonders schwer ist aufzustehen, ist Bewegung dennoch die allerbeste Medizin.
- Schon ganz gemäßigter Sport wie spazieren gehen, schwimmen oder Rad fahren wirkt sich positiv auf Herz und Kreislauf, Muskulatur und Knochendichte aus. Dadurch verringert sich die Gefahr, an Osteoporose zu erkranken.
- Sportliche Menschen brauchen sich viel seltener mit Zivilisationskrankheiten des Herz-Kreislauf-Systems (z. B. Arteriosklerose), des Bewegungsapparates (z. B. Arthrose) oder des Stoffwechsels (z. B. Diabetes) auseinanderzusetzen.
- Auch der Fettstoffwechsel wird angeregt und sorgt dafür, dass Sie schlank und rank werden – oder bleiben.
- Wer Sport macht, hat ein viel intensiveres Körpergefühl und eine bessere Körperhaltung. Das macht attraktiv.
- Regelmäßiger Sport regt die Produktion des Wachstumshormons HGH an, das dafür sorgt, dass Sie länger jung bleiben.

- Wenn Sie sich sportlich betätigen, reguliert das den Zellstoffwechsel. Eine optimal mit Sauerstoff versorgte Haut sieht frischer und rosiger aus.
- Sport lässt den Cortisolspiegel im Blut sinken (der gerade im Alter leicht ansteigt) und hält so stressbedingte Risiken wie Bluthochdruck, erhöhte Blutfette oder verengte Gefäße in Schach.
- Der erhöhte Sauerstoffverbrauch führt dazu, dass das Gewebe intensiver durchblutet wird, die Schlackenstoffe leichter abtransportiert und Nährstoffe besser verwertet werden können.
- Bewegung sorgt für einen ausgeglicheneren Säure-Basen-Haushalt (siehe auch Kapitel »Happy Aging – Gesund und wohlernährt«, Seite 108).

Habe ich genügend Argumente für Sie gesammelt, um Ihnen den nötigen Motivationsschub zum Sprung von der Couch zu geben? Ja? Prima! Dann nichts wie raus an die Luft oder hinein ins Sportstudio.

Sport? Ja! Aber welcher?

Nun taucht die nächste Frage auf: Welcher Sport passt zu Ihnen? Ich selbst war noch nie ein Sport-As. Es hat mir nie Spaß gemacht, meinen Körper zu ertüchtigen. Bereits in der Schule bekam ich nur ein gnädiges »noch ausreichend«. Der Satz »Du bist einfach zu steif« hat sich in meinem Kopf festgesetzt.

Weil alle vom Gesundheitswert redeten, weil es nicht schaden konnte, ein oder zwei Kilo abzunehmen, und weil es chic war, habe ich es dennoch versucht: In den 80ern Sportstudio und Tennis, in den 90ern Squash, danach Versuche mit Joggen, Fahrrad fahren, Yoga und Walken. Ich habe einiges ausprobiert, habe immer wieder resigniert, habe mit mir gekämpft, meinen inneren Schweinehund besiegt und ihm noch viel öfter nachgegeben und bin mit schlechtem Gewissen und einer Tafel Schokolade aufs Sofa gesunken.

Vor ungefähr drei Jahren ließ ich mich von einer Freundin überreden, mit ins Fitnessstudio zu gehen. Ich habe wahllos ein paar Kurse besucht und war überfordert vom Tempo, von der lauten Musik, meinen Koordinationsschwierigkeiten und meinem Blick auf die anderen, die um so vieles fitter und gelenkiger waren als ich. Die Freundin stieg nach kurzer Zeit wieder aus und ich habe eine teure Pause gemacht, denn der Mitgliedsbeitrag wurde zuverlässig von meinem Konto abgebucht. Nach mehreren Monaten war ich so richtig sauer auf mein Schlaffi-Dasein, und da kam mir dir rettende Idee: Ich suchte mir Anfängerkurse in Flexibar und Pilates aus. Seitdem habe ich zwei feste Termine in der Woche, zu denen ich – ohne es in Frage zu stellen – ins Studio trabe, weil ich Gruppe und Trainerin mag. Mittlerweile ist das zur liebgewonnenen Gewohnheit geworden und wenn trotzdem der Schweinehund ganz leise anklopft: »Schwänz doch heute mal. Ist doch ganz in Ordnung, im Bett zu bleiben«, dann kicke ich ihn mit einer gezielten Bewegung aus meinem Kopf.

Damit Bewegung zum Genuss wird, braucht es also eine, die Spaß macht und uns dranbleiben lässt. Wie könnte Ihr Lieblingssport aussehen? Um das herauszufinden, sollten Sie sich selbst ein paar Fragen beantworten:

- Mag ich Sport lieber alleine, zu zweit oder in der Gruppe?
- Powere ich mich gerne aus oder mag ich lieber eine langsamere Gangart?
- Mag ich eher schnelle oder langsame Bewegungen?
- Will ich Muskeln aufbauen oder Ausdauer trainieren?
- Will ich abnehmen oder meine Figur nur straffen?
- Will ich körperlichen Kontakt mit anderen oder lieber für mich alleine üben?

- Soll der Sport drinnen oder draußen stattfinden?
- Will ich Sport mit Musik machen oder besser ohne?
- Probiere ich gerne Neues aus oder stehe ich eher auf die Klassiker?
- Welcher sportliche Ausgleich könnte Kontrast zu meiner Alltagsbeschäftigung sein?

Falls Sie ins Sportstudio gehen: Suchen Sie sich Kurse aus und probieren Sie, wobei Sie sich am wohlsten fühlen. Schauen Sie sich die Trainerin oder den Trainer an. Ist sie bzw. er kompetent? Sympathisch? Fühlen Sie sich gut aufgehoben? Tut Ihnen die Bewegung gut? Fühlen Sie sich in der Gruppe wohl?

Haben Sie erst einmal die richtige Sportart für sich entdeckt, macht Sport Spaß – und nicht nur, weil es die Glückshormonproduktion ankurbelt.

Am liebsten täglich

Um den Alterungsprozess zu verzögern und lange fit und gesund zu bleiben, ist es prima, zwei- bis dreimal die Woche für 30 bis 60 Minuten Sport zu treiben. Optimal ist ein Mix aus Ausdauer (walken, Rad fahren, schwimmen), Kraft (Gymnastik, Krafttraining) und Flexibilität (Dehnung, Stretching).

Natürlich sollten Sie sich auch ansonsten so viel wie möglich bewegen, also Fahrstühle meiden, lieber Fahrrad statt Auto benutzen, abends noch eine kleine Runde um den Häuserblock oder in den Park spazieren, zur Lieblings-CD tanzen, Wohnungsputz als Workout betreiben und sich häufiger bücken als nötig. Auch mal ein paar unnütze Schritte tun, denn täglich 10 000 Schritte, das ist ein gutes Ziel. Sie kennen ja den Spruch: Wer rastet, der rostet. Beginnen Sie so früh wie möglich, Ihre Muskeln zu stärken. Vor allem im Alter ist eine gut trainierte Muskelmasse wichtig, denn sie stützt und schützt wie ein Korsett Wirbelsäule und Gelenke. Muskelkraft macht uns später unabhängig von der Hilfe anderer, denn sie sorgt dafür, dass wir problemlos Treppen steigen, unsere Einkaufstüten schleppen oder aus Sessel und Badewanne kommen. Genauso wichtig ist der Gleichgewichtssinn. Denn ist der trainiert, werden wir, wenn wir erst einmal älter sind, nicht so schnell stürzen.

Tricks zum Dranbleiben

Wenn wir uns für einen neuen Sport entschieden oder uns im Sportstudio angemeldet haben, sind wir meist euphorisch. Dann holt uns plötzlich die Realität ein und die Gefahr, wieder in alte – faule – Gewohnheiten zurückzufallen, ist groß. Bevor der Frust kommt, gibt es einiges zu beachten:

- Stellen Sie keine zu großen Anforderungen an sich.
- Erwarten Sie zu Beginn erst mal kleine Wunder. Geben Sie Ihrem Körper Zeit, auf Ihre sportliche Betätigung zu reagieren.
- Machen Sie sich bloß keinen Leistungsdruck.
- Drehen Sie nicht von Null auf Hundert: Zu viel oder zu angestrengt betrieben, stresst Sport nur.
- Nehmen Sie sich und Ihre Gesundheit wichtig und tragen Sie Ihre Sporttermine in den Kalender ein.
- Treiben Sie, wenn möglich, immer zur selben Zeit Sport. Dann kann sich Ihr Körper auf diese Zeit einstellen und entwickelt eine höhere Leistungsbereitschaft. Der Trainingseffekt wird dadurch größer.
- Sagen Sie bitte nicht: »Unter einer Stunde lohnt es sich doch gar nicht, die Sportschuhe anzuziehen.« Wenn Sie gerade nicht so viel

Zeit haben, sind 10 oder 15 Minuten Bewegung immer noch besser, als gar nichts zu tun.

- Finden Sie Ihre beste Trainingszeit heraus. Die Chronobiologen sagen, optimal sei später Nachmittag bis früher Abend. Doch das ist auch abhängig davon, ob Sie Morgen- oder Abendmensch sind, und vielleicht ist Ihre eigene Bestzeit eine ganz andere. Spüren Sie einfach, wann Ihnen welche Bewegung am besten tut.

Nichts als Ausreden?

Falls alles nichts hilft und Sie immer noch auf dem Sofa liegen, könnte es passieren, dass Sie sagen: »Ich habe keine Zeit. Es wartet noch viel Arbeit auf mich«, oder: »Ich bin von meinem Job zu gestresst, um noch mal aufzustehen.« Manchmal verheimlichen wir vor uns selbst, dass das kein wirklicher Grund, sondern eine Ausrede ist, weil wir zu bequem sind, unser Körper übersäuert ist (siehe Kapitel »Happy Aging – Gesund und wohlernährt«, Seite 108) oder wir uns die Zeit für uns selbst nicht gönnen. Aber manchmal steckt ein ganz anderes Thema hinter unserer Sportunlust, nämlich Angst. Diese kann viele Gesichter haben: Angst, sich zu blamieren (»Als Kind wurde ich im Sportunterricht immer ausgelacht!«), Angst vor den eigenen Schwächen (z.B. Koordinationsproblemen), vor den körperlichen Auswirkungen (»Was ist, wenn mein Kreislauf schlapp macht?«), vor den vielen Leuten im Sportstudio (»Wie benimmt man sich dort? Werde ich vielleicht abgelehnt?«), Unsicherheit vor fremdem Terrain (»Wo finde ich den Umkleideraum, den zuständigen Trainer, die Toilette?«), belächelt zu werden (»Was denken die Spaziergänger von mir? Wie sieht das denn aus, wenn ich beim Walken so mit den Armen rudere?«). Gründe kann es viele geben. Aber es gibt auch Möglichkeiten, etwas dagegen zu tun. Versuchen Sie es mit der Emotionalen Stressreduzierung. Ein Beispiel dafür, wie Sie diese durchführen können, finden Sie im Kapitel »Stress macht alt – Gelassenheit statt Lifting« unter »Weg mit dem Stress« und »Emotionale Stressreduzierung« ab Seite 35.

Nun geht es los mit dem Pro-Bewegungs-Training

Skalieren Sie

Arbeiten Sie zu Beginn Ihrer sportlichen »Karriere« mit einer Skala und ordnen Sie zwischen 1 (gleich Null) und 10 (könnte gar nicht besser sein) ein: allgemeine Fitness, Figur, Muskelkraft, Ausdauer, Koordination, Beweglichkeit, Lust an der Bewegung. Beobachten Sie sich, um festzustellen, was sich verändert. Geben Sie sich, nachdem Sie drei Monate regelmäßig trainiert haben, wieder eine Note. Sie werden von der Veränderung begeistert sein!

Gehen Sie es positiv an

Wenn Sie das nächste Mal Ihre Sportschuhe aus dem Schrank holen, um sich an der frischen Luft zu bewegen – Rad fahren, walken oder einfach nur spazieren gehen –, füttern Sie Ihren Kopf mit positiven Gedanken: »Ich puste meinen Kopf frei«, »Ich forme meine Figur«, »Ich darf etwas Gutes für mich tun« oder »Ich darf mir Zeit für mich alleine nehmen«. Suchen Sie sich einen Satz aus, der Ihnen die nötige Energie gibt. Wenn störende Gedanken aufkommen: einfach beiseiteschieben und bei Ihrem Positiv-Satz bleiben.

Motivation

Trotz allerbester Vorsätze schaffen Sie es einfach nicht, sich vom Sessel zu erheben? Probieren Sie Folgendes (siehe auch Übung Nr. 5, Seite 61/62): Legen Sie den Zeigefinger Ihrer rechten Hand oberhalb Ihrer Lippen ab und den Mittelfinger unterhalb. Massieren Sie die beiden

Stellen, während Ihre linke Hand auf dem Bauchnabel liegt. Sprechen Sie mehrmals Ihren Satz aus und wechseln Sie dann die Hände. Danach kommt der zweite Teil der Übung: Massieren Sie gleichzeitig mit den Fingerspitzen der rechten Hand Ihren Bauchnabel und mit der linken Hand Ihr Steißbein. Auch hier wechseln Sie die Hände, nachdem Sie den Satz mehrmals ausgesprochen haben.

Auch die Übung »In die Mitte kommen« aus dem Kapitel »Stress macht alt – Gelassenheit statt Lifting« auf Seite 55 könnte jetzt helfen.

Nicht ärgern, klopfen!

Sie ärgern sich über sich selbst, weil Ihr innerer Schweinehund Sie noch immer oder immer mal wieder fest im Griff hat? Sie beschimpfen sich sogar als »faule Trine« oder »Lusche«? Dann ist der Zeitpunkt gekommen, Ihre negativen Gefühle sich selbst gegenüber wegzuklopfen. Suchen Sie an Ihrer linken Handaußenkante die Stelle unter Ihrem Kleinfingergelenk, wo Sie eine leichte Kuhle erfühlen können (für Akupunkturkundige: Dünndarm 3). Klopfen Sie mit Zeige- und Mittelfinger Ihrer rechten Hand darauf und sagen Sie dabei dreimal laut diesen Satz: »Auch wenn ich keine Lust auf Sport habe, liebe, respektiere und akzeptiere ich mich aus ganzem Herzen und vergebe mir.« Klopfen Sie anschließend den gleichen Punkt an der rechten Hand. Den ersten Teil des Satzes können Sie auch ersetzen durch »Auch wenn ich mich selbst nicht leiden kann …«, »Auch wenn mein Schweinehund mich im Griff hat …« oder »Auch wenn ich faul bin, …«. Aber wundern Sie sich bitte nicht, wenn Sie anschließend doch noch in Ihre Sportschuhe hüpfen.

Duftender Energiespender

Unterstützen Sie Ihr Vorhaben mit einem ätherischen Öl:

Rosmarin stärkt Ihren Willen, aktiviert, belebt und regt an. Doch Vorsicht: Dieses Öl ist nichts für Menschen mit erhöhtem Blutdruck!

Zirbelkiefer weckt die Lebensgeister, stärkt die Willenskraft, macht entschlossener, sorgt für Ausdauer und Selbstbewusstsein.

Zitrone aktiviert, belebt, hilft bei geistiger und körperlicher Schwere, sorgt für Optimismus.

Geben Sie ein Tröpfchen auf Ihr T-Shirt oder auf ein Papiertuch, an dem Sie immer wieder riechen, bis Ihre Füße sich Richtung Sportstudio oder Waldpark bewegen.

Grüner Pfeffer stärkt vor allem die sportliche Willenskraft und hilft, Höchstleistungen zu erzielen. Mischen Sie ein paar Tropfen mit Jojoba- oder Mandelöl und massieren Sie sich vorher damit ein: Es macht Ihre Muskeln geschmeidig und schützt vor Überdehnung.

Eine Massagemischung können Sie sich natürlich auch von den ersten drei genannten Düften machen.

ICH BIN ...!

Je mehr Eigenmotivation wir aufbringen können, umso größer der Erfolg: Setzen Sie sich auf einen Stuhl. Probieren Sie aus, wie Sie sich setzen müssen – zum Beispiel mit geöffneten Beinen –, damit Sie mit den Händen auf den Boden kommen. Dann setzen Sie sich gerade hin und beginnen mit der Übung:

1. Bewegen Sie sich nach unten, schlagen Sie mit den Handflächen auf den Boden und rufen Sie: »ICH!«
2. Richten Sie sich auf, schlagen Sie sich auf die Oberschenkel und rufen Sie: »BIN!«
3. Schlagen Sie sich (mit Gefühl) auf die Brust und rufen Sie: »TOP!«
4. Werfen Sie Ihre Arme hoch über den Kopf und rufen Sie »FIT!«

Machen Sie das am besten 9-mal. Und? Wie fühlen Sie sich jetzt? Topfit?

Muskelkater adieu

Wenn Sie untrainiert sind oder mit einer neuen Sportart beginnen, sollten Sie sich ein Fläschchen des homöopathischen Mittels Arnika in der Potenz C 30 (Apotheke) besorgen. Diese Globuli helfen u.a. bei Prellungen, Verstauchungen, Zerrung der Muskeln nach Überanstrengung und zu viel Sport. Lassen Sie einfach drei Globuli unter Ihrer Zunge zergehen. Eine einmalige Einnahme reicht meist aus.

Trampolin hüpfen

Das rhythmische Auf und Ab regt den Stoffwechsel an, festigt die Muskeln, bringt die Lymphe in Bewegung und hilft bei bzw. schützt vor Osteoporose. Hüpfen Sie möglichst oft, optimal wäre täglich.

Spezielles Sportprogramm für Best Agers

Falls Sie keine Zeit für das Sportstudio haben oder nicht raus gehen wollen, weil es dunkel ist oder gerade regnet, ist dieses Sportprogramm genau richtig. Es ist den Bedürfnissen und Belastungen von Menschen im besten Alter angepasst und spricht die Muskeln bzw. Körperpartien an, die wir in unserem alltäglichen Leben benutzen.

Achten Sie darauf, bei der Anspannung aus- und beim Loslassen einzuatmen; passen Sie die Bewegung Ihrem natürlichen Atemrhythmus an. Ziehen Sie bei den Übungen den Bauchnabel nach innen. Gehen Sie nach Möglichkeit das ganze Programm durch. Wenn Sie richtig fit sind, können Sie die Wiederholungszahlen natürlich erhöhen.

1. Zur Einstimmung und für den Übergang von etwas Altem (das, was Sie gerade getan haben) zu etwas Neuem (das, was Sie jetzt tun wollen): Stellen Sie sich gerade hin, öffnen Sie Ihre Beine hüftbreit, halten Sie die Knie leicht gebeugt und strecken Sie Ihre Brust richtig schön raus. Atmen Sie ein paarmal ganz tief ein und aus. Ziehen Sie, während Sie einatmen, Ihre Schultern hoch und lassen Sie sie

beim Ausatmen ganz tief nach unten fallen: Jetzt dürfen Sie allen Stress loslassen. Machen Sie das 9-mal.

2. Gegen verspannte Schultern- und Nackenpartie: Bleiben Sie so stehen, atmen Sie weiter tief ein und aus und lassen Sie Ihre Schultern ganz große Kreise machen. Ziehen Sie Ihre Schultern dabei bewusst in alle Richtungen, vor allem nach unten. Auch diese Übung machen Sie bitte 9-mal.
3. Gegen Krampfadern und für Ihr äußeres Gleichgewicht, schönere Fesseln und Kräftigung der Fußgelenke: Öffnen Sie Ihre Beine hüftbreit und heben Sie Ihre Fersen an, so hoch Sie können. Halten Sie die Fersen eine Sekunde oben und bewegen Sie sie dann wieder nach unten. Achten Sie darauf, dass Sie mit Ihren Füßen nicht nach außen ausweichen, sondern gleichmäßig vom Großzeh bis zum Kleinzeh die Ballen belasten. Machen Sie das 18-mal. Achten Sie immer noch auf Ihre Atmung: Bei der Anspannung aus- und beim Loslassen einatmen.

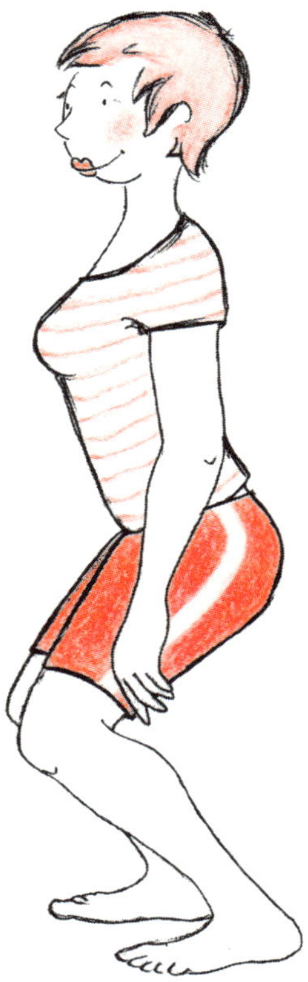

4. Kräftigt Beine und Po: Stellen Sie sich vor, Sie wollten eine Kiste hochheben. Gehen Sie in die Knie, halten Sie dabei den Rücken gerade, strecken Sie Ihre Brust nach vorne und bewegen Sie Ihren Po nach hinten, so dass Ihr Gewicht vor allem auf den Fersen ruht. Bewegen Sie sich wieder nach oben. Auch diese Übung sollten Sie 18-mal machen. Bauch einziehen nicht vergessen!
5. Fürs Gleichgewicht (vor allem im Alter sehr wichtig!): Machen Sie Überkreuzbewegungen, indem Sie Ihre linke Hand an Ihr angehobenes rechtes Bein führen und danach

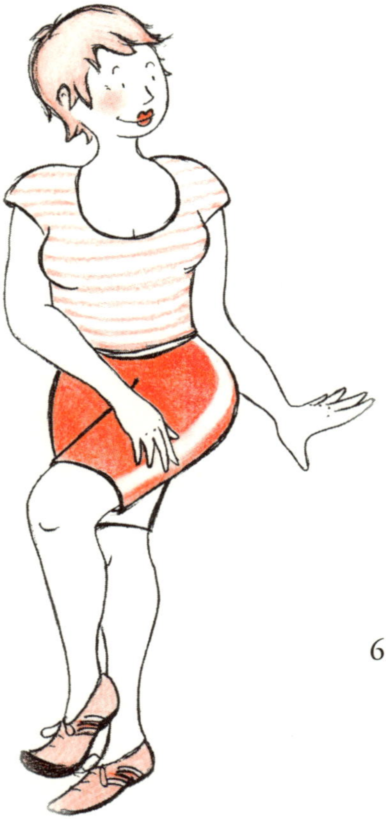

Ihre rechte Hand an das linke Bein. Drehen Sie dabei Ihren Oberkörper immer in die Richtung, in die Ihre Hand geht. Nachdem Sie das 18-mal gemacht haben, bleiben Sie für 10 Sekunden (oder solange Sie können) auf Ihrem rechten Bein stehen. Bewegen Sie dabei Ihren Kopf nach oben und unten, sofern Sie das auch noch hinbekommen. Achten Sie auf Ihre Atmung und passen Sie die Bewegungen Ihrem Atemrhythmus an. Wiederholen Sie das Ganze und bleiben Sie danach für 10 Sekunden auf dem linken Bein stehen.

6. Für Rücken und Po: Legen Sie sich auf den Bauch, öffnen Sie die Beine hüftbreit, strecken Sie die Hände nach vorne, heben Sie den Oberkörper leicht an und richten Sie den Blick in Richtung Boden. Aus dieser Position heraus heben Sie gleichzeitig Ihren linken Arm und Ihr rechtes Bein, so hoch Sie können. Dann wiederholen Sie dies mit rechtem Arm und linkem Bein. Während Sie das tun, spannen Sie Ihr Gesäß an und drücken das Becken in die Matte. Machen Sie das 18-mal. Dann gönnen Sie sich ein paar Atemzüge lang eine Pause. Dazu bewegen Sie Ihre Arme nach hinten, legen sie neben dem Körper ab, drehen Ihre Handflächen nach oben und den Kopf nach rechts. Wiederholen Sie die Übung, und während Sie die zweite Pause machen, drehen Sie Ihren Kopf nach links. Wer Rückenprobleme hat, sollte sich bei

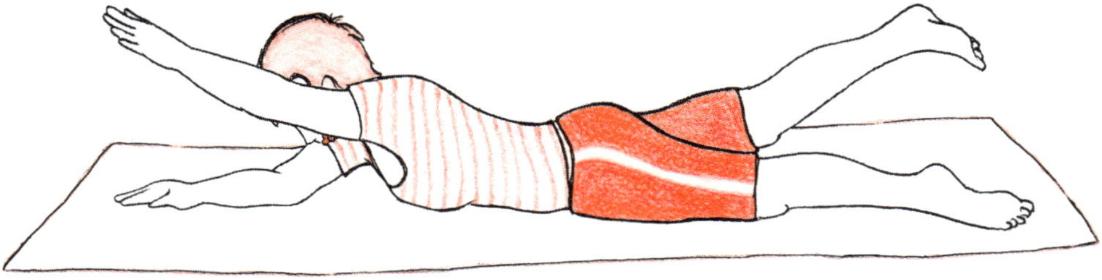

dieser Übung ein kleines zusammengerolltes Handtuch unter den Bauch legen.

7. Für den oberen Rücken und für eine stolze Körperhaltung: Sie liegen noch immer wie zuvor beschrieben auf dem Boden. Heben Sie wieder den Oberkörper an und beugen Sie Ihre Arme auf der Seite im 90-Grad-Winkel, wobei die Daumen nach oben und die Hände zueinander zeigen. Heben und senken Sie die Arme und bewegen Sie dabei bewusst die Schulterblätter zueinander. Versuchen Sie, die Arme während der Bewegung nicht abzulegen. Denken Sie noch daran, bei der Anspannung aus- und beim Loslassen einzuatmen? Auch diese Übung bitte 18-mal machen und evtl. das Handtuch unter den Bauch legen.

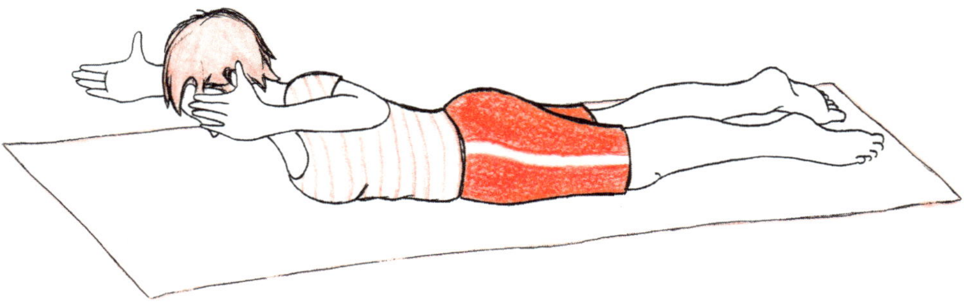

8. Für die Hüfte, gegen Reiterhosen: Legen Sie sich auf die rechte Seite, den Kopf auf den ausgestreckten Arm, die linke Hand stützt vor der Brust den Oberkörper ab. Das rechte Bein liegt vor dem Körper

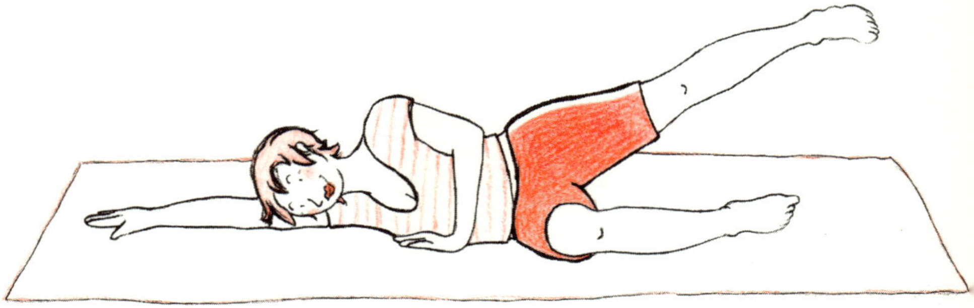

im 90-Grad-Winkel, das linke ist in Verlängerung des Oberkörpers ausgestreckt. Die Fußspitze ist herangezogen und leicht nach unten gedreht. Bewegen Sie das Bein auf und ab, ohne es abzusetzen. Wiederholen Sie das auf der andere Seite – jeweils 18-mal.

9. Für die gerade Bauchmuskulatur: Legen Sie sich auf den Rücken und stellen Sie Ihre Füße auf, die Beine sind hüftbreit geöffnet. Verschränken Sie die Hände hinter dem Kopf so ineinander, dass Ihr Kopf entspannt in den Händen liegen kann. Gehen Sie mit Ihrem Oberkörper hoch und tief, so dass Sie möglichst die Schulterblätter vom Boden heben und senken. Auch diese Übung bitte 18-mal machen und dabei auf die Atmung und das Einziehen des Bauches achten. Bei Rückenproblemen legen Sie wieder Ihr zusammengerolltes Handtuch unter die Lendenwirbelsäule.
10. Für die schräge Bauchmuskulatur: Machen Sie die Übung wie zuvor beschrieben, jedoch legen Sie dabei Ihren rechten Fuß an das linke Knie und bewegen Ihren Oberkörper beim Aufrichten in Richtung rechtes Knie. Die Bewegung 18-mal ausführen und danach die Seiten wechseln.
11. Dehnung Oberschenkelvorderseite und Hüftbeuger: Gehen Sie in Bauchlage – das zusammengerollte Handtuch kommt unter den Bauchnabel. Legen Sie den rechten Handrücken unter die Stirn und greifen Sie mit der linken Hand das linke Fußgelenk. Das

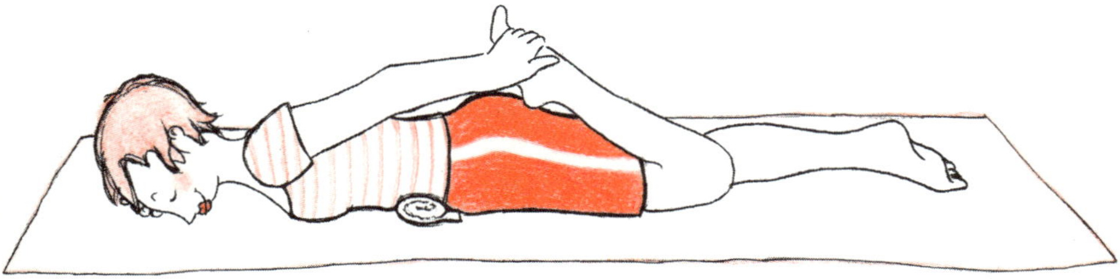

rechte Bein bleibt ausgestreckt am Boden liegen. Spannen Sie Ihr Gesäß so fest an, dass Sie das Becken kräftig ins Handtuch pressen. Halten Sie diese Position 5 tiefe Atemzüge auf jeder Seite.

12. Gehen Sie in Rückenlage. Stellen Sie den linken Fuß auf und ziehen Sie das rechte Bein gestreckt in Richtung Oberkörper. Halten Sie diese Position 5 tiefe Atemzüge lang, dann wechseln Sie die Seite.
13. Dehnung beider Körperseiten: Strecken Sie Ihre Beine aus und Ihre Arme nach hinten. Jetzt ziehen Sie einmal den linken Arm und das linke Bein ganz lang und dann den rechten Arm und das rechte Bein. Machen Sie das 2–3-mal je Seite.
14. Zum entspannenden Abschluss nehmen Sie, auf dem Bauch liegend, für 5 tiefe Atemzüge die zusammengerollte Kleinkindhaltung ein.

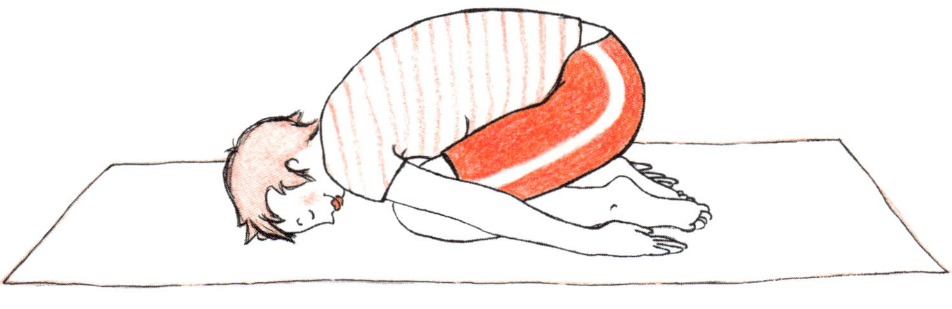

Claudia Wagenmann, Kinesiologin, Lernberaterin und Autorin

Ich bin selbständig, habe sehr viel zu tun in meiner Praxis, besuche häufig Weiterbildungskurse, für die ich viel lerne. Ich bin verheiratet, habe drei Söhne und meine erste Enkeltochter. Mein Leben ist also ausgefüllt bis oben hin.

Gerade bin ich 58 und merke: Oh, oh! Das geht ja gar nicht mehr so easy wie früher! Klar, finde ich es super, dass ich so beschäftigt bin, dass meine Interessen so vielseitig sind und dass mir die Dinge leicht von der Hand gehen. Manchmal frage ich mich: Wie lange wird das noch so gehen?

Ich merke, dass ich mehr Zeit für mich benötige, in der ich meine Seele baumeln lassen kann. Sind diese Pausen nicht möglich, geht gar nichts mehr. Mein Ziel ist, öfters »Nein« zu sagen und mir die Zeit für mich zu nehmen, ohne Angst, mein Gesicht oder meine Freundschaften zu verlieren.

Ich genieße es, Großmutter zu sein, finde es schön, in der 2. Generation ein Kind heranwachsen zu sehen und die Entwicklungsschritte aus der Distanz heraus zu beobachten, ohne allzu viel Verantwortung übernehmen zu müssen.

Was mir gut gefällt an meinem Alter, ist, dass ich das Gefühl habe, respektiert zu werden, und dass man mir abnimmt, was ich sage. In meinem turbulenten Leben habe ich so viele Erfahrungen gesammelt, die ich gerne mitteile, ohne zu meinen, es besser wissen zu müssen. Das genieße ich und es gibt mir eine größere Gelassenheit für mein Leben.

Körperlich fühle ich mich ziemlich fit, ich liebe lange Wanderungen, gehe gerne schwimmen und hüpfe locker eine halbe Stunde auf dem Trampolin. Ich bin viel gelassener geworden und finde es sehr entspannend, dass ich mich nicht mehr so unter Beweis stellen muss und es mir nicht mehr so wichtig ist, dass andere denken: Ist die toll. Ich ruhe viel mehr in mir.

Mein Aussehen ist mir nicht mehr so wichtig wie früher. Auch wenn ich mich manchmal frage, ob Jeans und Turnschuhe noch altersentsprechend sind. Wenn ich mir dann aber vorstelle, ich würde im Kostüm mit Pumps rumlaufen, dann weiß ich, das bin ich nicht, und fühle mich in meinen Jeans wieder pudelwohl. Dann denke ich: Es lebe die Generation der Jeans-Omas!

Was mich total nervt, ist dieser Wahn, dass man nicht älter werden darf. In den Medien und der Werbung wird doch meist so getan, als ob nur die Jugend zählen würde.

Ich bin stolz darauf, dass ich einen guten Kontakt zur jüngeren Generation habe. Es freut mich, wenn meine erwachsenen Söhne mich hin und wieder um Rat fragen, dann weiß ich, dass meine offene Erziehung die richtige war. Ich genieße den entspannten Kontakt zur jüngeren Generation.

Anfangs, als ich bemerkte, dass meine Haut schrumpeliger wird, hat mich das ziemlich in Panik versetzt. Aber jetzt, wo ich auf die 60 zugehe, kann ich besser damit leben und sage mir: Das gehört zum Alter. Doch meine kleinen Fältchen – die gefallen mir. Sie geben meinem Gesicht Ausdruck. Ich würde mich niemals unters Messer legen, denn sonst hätte ich das Gefühl, ich würde nicht zu mir und meinem Alter stehen. Da behalte ich sie lieber und zeige sie mit Stolz.

Schön bis ins hohe Alter
... mit Selbstliebe und gezielter Pflege

Ich hatte in meinem Leben nur eine Falte – und auf der sitze ich.
Jeanne Calment, bevor sie mit 122 Jahren starb.

Wenn wir in die besten Jahre kommen, hat das unbestritten Vorteile: Endlich kann das Gerenne um eine schlankere Taille, einen flacheren Bauch und straffere Schenkel aufhören. Wir sind in einem Alter, in dem wir langsam akzeptieren können, dass unsere Hülle nicht perfekt ist. Wozu auch? Wer seine Persönlichkeit entwickelt hat, wer das Leben mit einer gewissen Lässigkeit sieht und entspannt mit Mitmenschen und Problemen umgehen kann, hat es wirklich nicht nötig, nur auf sein Aussehen zu schauen, sich ausschließlich über Schönheit zu definieren und so viel Zeit darauf zu verschwenden. Zu einer gelungenen Gesamterscheinung gehören nun mal mehr als eine gute Figur und ein glattes Gesicht. Erst mit Witz und Esprit, mit Zufriedenheit und Selbstliebe hat frau doch die Ausstrahlung, die sie umwerfend macht. Attraktiv sind wir dann, wenn wir uns selbst mit liebevoll nachsichtigem Blick und einer großen Portion Gelassenheit betrachten können.

Söhnen wir uns also aus mit unseren Falten, unseren kleineren und größeren Mängeln. Manchmal ist es gerade das, was unseren besonderen Charme ausmacht. Lernen wir endlich, unser Aussehen und unseren Körper zu schätzen oder sogar zu lieben. (So gut wie jetzt wird er nie mehr sein!) Es wird uns eine enorme Erleichterung bringen, wenn wir sagen können: Ja, ich weiß, mein Bauch ist ein wenig zu dick, meine Schenkel zu füllig, aber wer in meine strahlenden Augen schaut und einen Blick auf mein sexy Dekolleté wirft, der wird sich gar nicht für meine Speckröllchen weiter unten interessieren.

Das heißt allerdings nicht, dass wir alles einfach so hinnehmen müssen, wie es kommt, und nur weil wir ein gewisses Alter überschritten haben, müssen wir uns noch lange nicht gehen lassen.

Was wir beeinflussen können

Manches, was wir mit unseren Genen mitbekommen haben, ist einfach so, wie es ist, und je mehr wir das akzeptieren, desto besser geht es uns. Doch es gibt viele Faktoren, die wir selbst in der Hand haben: Mit Stressreduzierung, richtiger Ernährung, regelmäßiger Bewegung, mäßigem Alkoholgenuss, sparsamem Umgang mit UV-Strahlen, Verzicht auf Nikotin, ausreichend Schlaf und natürlich einer sorgsamen Pflege unseres Körpers können wir Alterungsprozesse deutlich hinauszögern. Dazu müssen wir uns weder unters Messer legen, noch müssen wir in den Chemiekasten greifen oder Wunder erwarten. Schließlich weiß doch jedes Kind, dass gegen alles und jedes ein Kraut gewachsen ist. Wir müssen nur wissen, welches das Richtige ist – dann wird alles schön.

Zuerst einmal …

ein paar ganz allgemeine Tipps für die Schönheit im besten Alter:

Achten Sie auf den Mondstand

Alles, was wir dem Körper zuführen, wirkt bei zunehmendem Mond doppelt so gut wie sonst und alles, von dem wir uns lösen wollen, klappt bei abnehmendem Mond besser.

Zunehmender Mond ist gut für nährende und regenerierende Gesichtsmasken, Anti-Falten-Behandlungen und Ampullenkuren.

Ist **Vollmond**, sollten Sie Kräuter sammeln und anwenden. Diese haben jetzt eine stärkere Kraft und hautstraffende Therapien wirken besser.

Bei **abnehmendem Mond** sollten Sie sich rasieren oder eine Lymphdrainage gönnen. Reinigende Masken sind jetzt genauso richtig wie Peelings. In diesen Tagen bilden sich viel seltener Narben, wenn Sie Hautunreinheiten oder ähnlichem zu Leibe rücken wollen.

Neumond ist ideal zum Fasten, weil der Körper bereit ist, Gift auszuscheiden. Außerdem ist jetzt eine gute Gelegenheit, schlechte Gewohnheiten loszulassen.

Glatt oder zerknittert?

Nehmen Sie einen Spiegel mit ins Bett und überprüfen Sie, wie Ihr Gesicht aussieht, wenn Sie sich zum Schlafen hinlegen. Zerknittert und faltig? Ideal wäre, wenn Sie auf dem Rücken schlafen könnten. Doch das fällt vielen schwer. Leidenschaftliche Bauchschläferinnen trifft es am schlimmsten, vor allem wenn sie ihr Gesicht so richtig schön ins Kissen wühlen. Verabschieden Sie sich von weichen Kissen, in denen Ihr Gesicht am Abend versinkt und am Morgen zerknautscht auftaucht. Stecken sich Ihr Kissen so unter den Kopf, dass vor allem Ihr Hinterkopf darauf liegt, Ihr Gesicht aber möglichst frei bleibt. Glauben Sie mir, es ist wirklich nur eine Sache der Gewohnheit.

Wenn Sie im Bett lesen, tun Sie es lieber halb sitzend oder kontrolliert auf der Seite. Wenn das Buch auf den Bauch zu liegen kommt, schreit Ihr Gesicht regelrecht nach Falten und Doppelkinn.

Wie ist der Bildschirm Ihres Computers eingestellt? Achten Sie darauf, dass er auf Augenhöhe ist. Wenn Sie am Notebook arbeiten, ist das natürlich schwierig (ich spreche aus Erfahrung). Da gibt es nur eins, nämlich immer wieder dran denken: Kopf hoch!

Sie schauen beim Gehen immer nach unten? Ganz schlecht für Kinn und Wangen! Achten Sie auf eine gerade Körperhaltung, lassen Sie Ihr Kinn oben. Das lässt Sie größer und schlanker wirken und Ihr Gesicht bleibt straffer. So geht es einfacher: Stellen Sie sich vor, eine Schnur sei an Ihrem Scheitel befestigt und würde Ihren Kopf und Ihren ganzen Körper nach oben ziehen.

Sie sind überzeugte Stirnrunzlerin und Grimassenschneiderin? Vielleicht merken Sie es aus reiner Gewohnheit gar nicht. Zur Kontrolle und für den bewussten Umgang mit Ihrer lebhaften Mimik kleben Sie sich Pflasterstücke auf Stirn oder Nasenrücken oder wo auch immer Bewegung in Ihrem Gesicht sein könnte. Dafür gibt es sogar Antifalten-Pflaster (Internetversand), die man auch über Nacht tragen kann, damit die Haut sich (zwangs-)entspannt.

Gewöhnen Sie sich ab, das Gesicht aufs Kinn zu stützen, wenn Sie nicht lauter Quetschfalten im Wangenbereich haben wollen.

Achten Sie immer wieder auf Ihre Mimik, damit sich nicht so viele Falten in Ihre Haut eingraben. Es ist nicht nötig, die Stirn in Falten zu ziehen, während Sie Geschirr spülen oder unter der Dusche stehen. Lassen Sie loooooos. Entspannen Sie. Und das Allerwichtigste: Lächeln Sie! So oft wie möglich.

Regelmäßige Pausen

Wenn Sie Ihre Haut täglich mit der Bürste bearbeiten oder wenn Sie Nahrungsergänzungsmittel nehmen, legen Sie alle 4 Wochen eine einwöchige Pause ein. Da der Körper sich sonst zu sehr an Massage und Nahrungsergänzung gewöhnt, verlieren diese nach einer gewissen Zeit ihre Wirkung.

Duftende Schönmacher

Kleopatra war nicht die Erste, die sich ihrer bediente. Die Mesopotamier machten sich ihre Kräfte schon vor 5000 Jahre zunutze, die Babylonier, Chinesen und Inder, Griechen und Römer folgten, und seit einigen Jahren erfreuen auch wir uns an ihren Düften: Ätherische Öle. Die kostbaren Tröpfchen können zu mehreren in der Duftlampe landen, in unserer Badewanne, im Massageöl, auf einem Tuch zum gelegentlichen Schnuppern oder als Solostück auf unserem T-Shirt. Sie regen an oder entspannen, sorgen für Gesundheit, Konzentration und eine schöne glatte Haut. Von erstklassiger Qualität müssen sie sein, nämlich biologisch angebaut und unverfälscht. Nur dann sind sie es wert, in unserer Kosmetik und auf unserer Haut zu landen.

In der Duftlampe dürfen sich 5–10 Tropfen in dem mit Wasser gefüllten Schälchen tummeln, im Badewasser 10–15 Tropfen mit 3 EL Honig oder Sahne vermischt, auf dem Taschentuch 2–3. Notfalls tut es auch mal eine Untertasse auf der Heizung mit 5–10 Tropfen im Wasser.

Zum Mischen mit ätherischen Ölen eignen sich diese Trägeröle: Nachtkerzenöl, Jojobaöl, Mandelöl, Weizenkeimöl, Macadamianussöl, Avocadoöl, Olivenöl, Sesamöl oder Traubenkernöl. Ein jedes hat seine Vorzüge. Probieren Sie aus, welches Sie riechen mögen und welches sich auf Ihrer Haut am besten anfühlt.

Selbst ist die Frau

Selbstgemischtes Massageöl ist die bessere Wahl, weil das oft in Bodylotionen enthaltene Mineralöl teilweise durch die Hautbarriere dringt und sich gesundheitsschädigend, vor allem in den Nieren, niederlässt. Deshalb lieber selbst ein Massageöl herstellen. Wenn die Haut vom Duschen noch etwas feucht ist, zieht es übrigens besser ein. Am wohlsten tun die sanften Streichbewegungen, wenn sie von unten nach oben und von innen nach außen ausgeführt werden.

Je nach Duftintensität geben Sie auf 100 ml Trägeröl 15–25 Tropfen Ihres ausgewählten ätherischen Duftes. Über die Öle freut sich Ihr Gesicht genauso wie Ihr ganzer Körper. Eine länger haltende Mischung muss immer in eine dunkle Glasflasche (z. B. aus der Apotheke) gefüllt werden, damit die wertvollen Inhaltsstoffe erhalten bleiben. Sie bekommen die Öle in Naturkostläden, Reformhäusern oder in Internetshops.

Hier eine Auswahl an Ölen mit Anti-Aging-Wirkung:

- **Granatapfelsamenöl** hat eine antioxidative Wirkung, erhöht die Elastizität und Spannkraft der Haut, wirkt sich positiv auf die Hautfeuchtigkeit aus und ist besonders für reife und beanspruchte Haut geeignet.
- **Wildrosenöl** ist dank seinem hohen Anteil an Vitamin-A-Säure hautglättend. Es bietet Schutz für reife, trockene Haut, glättet und pflegt intensiv. Weil das Öl eine starke rote Farbe hat, empfiehlt es sich, es mit einem Trägeröl im Verhältnis 1:9 zu mischen.
- **Weihrauch** wirkt zusammenziehend, bewahrt die Feuchtigkeit, hilft gegen faltige Haut und hat wundheilende Eigenschaften.
- **Geranie** bringt müde Haut zum Strahlen, gleicht hormonelle Schwankungen aus, wirkt zusammenziehend und wundheilend.
- **Neroli** beschleunigt die Zellerneuerung und ist gut zur Behandlung von Narben und Wachstumsstreifen.
- **Patschuli** unterstützt die Zellerneuerung und verjüngt dadurch reife und vorzeitig gealterte Haut. Dieses Öl hilft auch bei Cellulite.
- **Rosenholz** unterstützt die Durchblutung der Haut, strafft und verjüngt.
- **Sandelholz** macht faltige Haut elastischer. Es regeneriert und verhilft zu mehr Spannkraft und Vitalität.
- **Oregano** fördert die Blutzirkulation und lindert Cellulite.

Ein paar Rezepte für Massageöle finden Sie hier und da auf den nächsten Seiten.

Ein Hauch von Grapefruit steht jeder Frau

Forscher haben herausgefunden, dass Frauen, die dezent nach Grapefruit riechen, von Männern rund 6 Jahre jünger geschätzt werden als solche, die Lavendelduft benutzen. Geben Sie 4 Tropfen ätherisches Öl auf einen feuchten Waschlappen und reiben Sie Ihren Körper damit ab, geben Sie ein paar Tropfen in Ihr Massageöl oder einfach einen Tropfen auf Ihr T-Shirt. Gapefruitöl passt zu ziemlich jeder Duftmischung und es kann noch mehr, nämlich die Lebenslust stärken und für gute Laune und Selbstvertrauen sorgen.

Miniliftings, Faltenkiller und dergleichen für das Gesicht und den ganzen Körper

Die folgenden Packungen und Kompressen sind schnell angerührt und hergestellt. Dann heißt es erst einmal ausruhen, genießen und entspannen, bis alles wieder mit lauwarmem Wasser abgewaschen wird.

Doch nicht nur Ihr Gesicht braucht Zuwendung. Auch Ihr Körper will jung bleiben. Suchen Sie sich aus dem bunten Sammelsurium aus, was Ihnen gefällt oder was Kühlschrank und Vorratskammer hergeben.

Klassischer geht's nicht

Ihre Haut wird sich über die bittere Schale, die Schwefel und Vitamine enthält, freuen und zum Dank glatt und straff werden. Nehmen Sie Gurkenschalen (am besten von Bio-Gurken) und reiben Sie mit der Innenseite Ihr Gesicht ausgiebig ab. Gegen Halsfalten legen Sie die Schalen auf den Hals und fixieren sie für mindestens eine Stunde mit Klarsichtfolie. Natürlich können Sie sich auch frische Gurkenscheiben für 15–30 Minuten auf das Gesicht legen oder eine Maske aus einer zermusten Gurke, einem Eiweiß und einem Spritzer Zitronensaft machen. Auf der Haut lassen, bis sie vor Trockenheit spannt.

Anti-Krähenfüße

Rücken Sie Ihren Augenfalten mit den Schüßler-Salzen Silicea D12 und Kalium phosphoricum D6 zu Leibe.

Tragen Sie eine Augencreme oder Feuchtigkeitsampulle auf die Augenpartie auf und geben Sie Wattepads darüber, die Sie mit Schachtelhalmtee getränkt haben. Lassen Sie das 15 Minuten einwirken und wiederholen Sie es einmal wöchentlich.

Faltenkiller

Bereiten Sie ein Mus aus geriebenen rohen Kartoffeln, geben Sie es auf faltige Hautstellen und lassen Sie es 15 Minuten einwirken.

Wenn Sie mal wieder Lust auf einen leckeren Kartoffelbrei haben, nutzen Sie die Gelegenheit, sich gleich Ihre Falten vorzunehmen. Dazu vermischen Sie ein paar Eßlöffel Kartoffelbrei mit einem Spritzer Jojoba- oder Sesamöl, Zitronensaft und Sahne. Diese Paste streichen Sie auf Ihre Falten und lassen sie eine Viertelstunde lang drauf.

Speziell für den Hals

Kochen Sie ¾ Liter Milch auf und übergießen Sie damit zwei Handvoll frische Petersilie oder Brunnenkresse. Die Kräuter eine Minute in der Milch ziehen lassen und abseihen. Danach tauchen Sie ein Handtuch in die Kräutermilch und wickeln es sich um den Hals. Geben Sie ein trockenes Handtuch darüber und lassen Sie die Milch einwirken, bis sie unangenehm kühl wird.

Gruß vom Schönheitsboten aus dem Meer

Eine Wunderwaffe gegen das Altern sind Algen. Besorgen Sie sich entweder Algenpulver oder pulverisieren Sie selbst ein paar Algentabletten, wenn Sie nur eine kleine Menge benötigen.

Vermischen Sie ein Eigelb mit einigen Tropfen Macadamianussöl, bis die Mischung dickflüssig ist. Dann fügen Sie das Pulver von zwei

Algentabletten und eine Prise Meersalz hinzu. Geben Sie die Maske auf das Gesicht und lassen Sie sie komplett trocknen.

Jung mit Sofortwirkung

Straffen Sie Gesicht, Hals, Dekolleté und tun Sie gleichzeitig etwas gegen ein Doppelkinn: Mischen Sie 4 EL Weizenkeimöl mit 1 Würfel Hefe (oder 1 Packung Trockenhefe mit Tee verrührt) und geben Sie diese Maske auf Ihre Haut. Decken Sie alles mit feucht-warmen Frotteetüchern ab. Bleiben Sie für 30–40 Minuten liegen und waschen Sie dann nur das Gröbste ab, um den Rest einzumassieren. Wenn Sie das abends vor dem Einschlafen machen, können Sie die Maskenreste über Nacht einziehen lassen.

Vitamin-A-Kur

Gönnen Sie Ihrem Gesicht hin und wieder eine Auffrischung: Dazu nehmen Sie Ihre Nachtcreme, pieksen eine Vitamin-A-Kapsel auf und vermischen den Inhalt mit der Creme. Massieren Sie diese sanft in Ihre Haut ein.

Glatt und jung

Nehmen Sie 15 Tabletten des Schüßler-Salzes Silicea D12 und zerstoßen Sie diese zu Pulver, das Sie mit 1 gehäuften TL Quark, 1 Eigelb, ½ TL Bienenhonig zu einer Gesichts-, Hals- und Dekolleté-Packung mischen. Oder verrühren Sie 1 Messerspitze Agar-Agar-Pulver (Reformhaus, Naturkostladen) mit 1 Eigelb und 1 TL Honig. Geben Sie die Paste auf Hals und Dekolleté. 10 Minuten später ist Ihre Haut wunderbar gestrafft.

Neue Zellen

Verrühren Sie 3 EL Magerquark mit 2 EL Molke und 1 Spritzer Weizenkeimöl. Streichen Sie die Mischung auf Ihr Gesicht. Legen Sie sich für 30 Minuten hin und träumen Sie, während die Packung Ihre Haut mit Feuchtigkeit versorgt, den Säureschutzmantel aufbaut und die Zellerneuerung anregt.

Obst macht schön

Papain, das Enzym in der Anti-Stress-Frucht Papaya, aktiviert die Zellerneuerung und verzögert damit die Hautalterung. Pürieren Sie eine halbe Papaya zusammen mit 1–2 EL ihrer Samen, geben Sie 1 EL Sahne und 1 EL Jojobaöl dazu. Massieren Sie die Paste mit kreisenden Bewegungen in Ihre Haut ein. 20 Minuten einwirken lassen. Je öfter Sie diese Packung auftragen, desto eher verschwinden kleine Fältchen. Oder pürieren Sie – je nach Größe – 1 bis 2 Papayas und tragen Sie den Brei auf Ihre Haut auf. Decken Sie alles mit Klarsichtfolie ab. Wenn Ihnen eine Freundin beim Einwickeln hilft, können Sie ihn auch für den ganzen Körper anwenden.

Diese Maske ist ein Stresskiller für Ihre Haut und verbessert gleichzeitig deren Durchblutung: 1 reife Banane, 2 EL Quark, 1 EL Sahne und 1 Eigelb schaumig rühren und den Brei auf Gesicht, Hals und Dekolleté verteilen. Lassen Sie das Ganze 30 Minuten lang einwirken.

Wenn die Haut erschlafft, geben Sie ihr Saures. Dazu schneiden Sie einen Apfel auf und massieren mit der Schnittfläche die Gesichtshaut. Gegen müde, strapazierte, schlaffe und trockene Haut können Sie sich diese Packung machen: Einen Apfel reiben, mit 1 TL Bienenhonig und 1 EL süßer Sahne verrühren und auf dem gereinigten Gesicht verteilen. Eine halbe Stunde entspannen.

Kraft aus der Erde

Grüne Tonerde (über Internetversand erhältlich) enthält jede Menge Mineralien und Spurenelemente wie Kieselsäure, Kalzium, Eisen, Kalium, Magnesium, Selen, Fluor oder Zink. Sie bindet Talg und Staub, verbessert die Elastizität der Haut, entschlackt und sorgt für eine bessere Durchblutung. Verrühren Sie Tonerde mit Wasser zu einem cremigen Brei, tragen Sie ihn auf dem Gesicht auf und lassen Sie ihn 30 Minuten einziehen.

Dasselbe können Sie mit Heilerde aus der Apotheke machen. Der Mix aus 23 lebenswichtigen Mineralstoffen und Spurenelementen wie Chrom, Eisen, Kalium oder Magnesium und Zink kann mit Schüßler-Salzen, zum Beispiel Silicea, kombiniert werden.

Als Pulver oder Kapsel eingenommen, bindet Heilerde überschüssige Magen- und Gallensäure, Giftstoffe, Stoffwechselprodukte und schädliche Darmbakterien und leitet sie aus.

Hautglättung

Wenn Sie kleine Knitterfältchen an Hals und Dekolleté glätten wollen, wärmen Sie 3 EL Oliven- oder Mandelöl an, streichen es auf die Hautpartien, decken diese mit Klarsichtfolie ab und wickeln ein vorgewärmtes Handtuch drum herum. Machen Sie es sich bequem, während Sie das Öl 30 Minuten – oder länger – einziehen lassen. Ölreste mit Papiertuch sanft abtupfen.

Oder Sie mischen 1 EL Traubenkernöl und 2 EL Naturjoghurt miteinander und geben die Packung auf Gesicht, Hals und – wenn Sie wollen – verwöhnen auch gleich noch ihr Dekolleté damit. Lassen Sie die Packung 15 Minuten einziehen.

Nahrung für trockene Haut

Zerdrücken Sie eine ½ reife Avocado mit der Gabel, geben Sie 2 EL Sahne und 1 TL Zitronensaft dazu. Tragen Sie die Packung auf und ruhen Sie sich 15 Minuten lang aus.

Festigung und Glättung der Haut

Geben Sie 2–3 TL Zinnkraut- oder Borretschtee in einen Topf mit 1 Liter Wasser. Bringen Sie den Tee zum Kochen und lassen Sie ihn nach dem ersten Aufwallen 10 Minuten neben der Kochstelle ziehen. Den Tee absieben und abkühlen lassen. Danach tauchen Sie ein Baumwolltuch hinein und legen es als Kompresse für ca. 30 Minuten auf das Gesicht und den Hals. Damit die Kompresse nicht zu schnell abkühlt, legen Sie ein Handtuch darüber.

Für einen strahlenden Teint

Besorgen Sie sich Weintrauben aus dem Bioladen und reiben Sie Ihr Gesicht mit den aufgeschnittenen Früchten ab oder tauchen Sie Ihre Fingerspitzen in zerquetsche Trauben und beklopfen Sie die Gesichtshaut damit. Die Haut wird rosig und frisch und der Feuchtigkeitsgehalt erhöht sich.

Massagen fürs Gesicht

Legen Sie die Handballen an Ihre Schläfen und massieren Sie diese Stellen 9-mal vom äußeren Augenwinkel in Richtung des Haaransatzes. Das hilft bei Kopfschmerzen und Sehbeschwerden sowie gegen Krähenfüße und müde Wangenmuskulatur.

Geben Sie ein Massageöl auf Ihre Handflächen und reiben Sie diese aneinander, bis sie warm werden. Legen Sie Ihre warmen Hände auf die Wangen und reiben Sie kreisend und mit sanftem Druck von oben nach unten. Machen Sie das 9-mal. Das verbessert Ihre Blutzirkulation und regt die Zelltätigkeit der Haut an. Anschließend wird die Haut frischer und straffer aussehen.

Damit wird müde Haut wieder munter und straff: Legen Sie Ihren Zeigefinger oben auf den Nasenrücken und streichen Sie dreimal mit festem Druck von oben nach unten. Beim letzten Mal unten angekommen, massieren Sie 5 tiefe Atemzüge lang kreisförmig Ihre Nasenspitze.

Duftende Verjüngung

Mischen Sie sich dieses Fältchen glättende Massageöl für Gesicht und den ganzen Körper: 100 ml Jojobaöl, 10 Tropfen Weihrauchöl, 10 Tropfen Geranienöl, 10 Tropfen Immortelleöl.

Doppelt gut

Kombinieren Sie Algenpulver mit derselben Menge Basenpulver (siehe auch Kapitel »Happy Aging – Gesund und wohlernährt« auf Seite 108) und verrühren Sie diese mit Wasser zu einem Brei. Tragen Sie ihn entweder nur auf Gesicht und Hals oder auf dem ganzen Körper auf und legen Sie sich für 20 Minuten unter ein angewärmtes Handtuch.

Damit wird der ganze Körper wunderbar straff

Vermischen Sie 10 ml Nachtkerzenöl mit 10 ml Jojobaöl. Dann geben Sie in diese Mischung ätherische Öle: 7 Tropfen Sandelholz, 12 Tropfen Orangenöl, 3 Tropfen Weihrauchöl, 3 Tropfen Karottensamenöl. Auch diese Öle können Sie natürlich in größerer Menge vermischen.

Damit das Bindegewebe nicht durchhängt

Vermischen Sie 100 ml Mandelöl mit 30 Tropfen Weihrauchöl und 30 Tropfen Lemongrasöl und massieren Sie sich damit ein.

Gegen Dürrekatastrophen

Wenn Ihre Haut ganz trocken ist, mischen Sie sich ein pflegendes Massageöl aus 30 ml Sesamöl, 10 Tropfen Geranienöl, 5 Tropfen Neroliöl und 5 Tropfen Zitronenöl.

Jugendliche Hände

Mischen Sie 1 EL Buttermilch mit 1 EL Mandelöl und massieren Sie diese Mischung in Ihre Hände und Ihre (unlackierten) Fingernägel ein. Danach ziehen Sie dünne Baumwollhandschuhe an und lassen die

Mischung über Nacht in Ihre Haut einziehen. Wenn Sie mögen, gönnen Sie auch gleich noch Ihren Füßen dieses Verwöhnprogramm.

Schönheitsfanatikerin

Wenn wir älter werden, ist unser Aussehen nicht mehr so, wie wir es vielleicht gerne hätten: Makellos. Manchmal kann es passieren, dass wir uns gedanklich viel zu oft mit dem Thema Aussehen beschäftigen. Es kann sogar zu einer Besessenheit werden. In diesem Fall hilft die Bachblüte Crab Apple.

Virtuelle Gesichtsmaske

Legen Sie Ihre Handflächen für 1 Minute auf den Bauch und spüren Sie Ihrem Atem nach. Berühren Sie nun ganz zart Ihr Gesicht. Stellen Sie sich vor, dass sich in Ihren Handflächen eine Gesichtsmaske befindet, von der wohltuende, prickelnde Energie ausgeht. Nach 2 Minuten streifen Sie die »Maske« mit den Händen langsam von der Gesichtsmitte nach außen ab.

Schnelles Lifting

Massieren Sie mit Ihrem Mittel- und Zeigefinger den Punkt am Kieferknochen unterhalb des Ohrläppchens in kleinen Kreisen für 2 Minuten.

Ausführliches Lifting

Wenn Sie Ihre Wangen straffen und Krähenfüßen oder Stirnfalten zu Leibe rücken wollen, geben Sie 3–4 EL Jojobaöl in ein Schüsselchen und mischen Sie einen Tropfen Weihrauchöl dazu. Massieren Sie diese Mischung mit sanften Streichbewegungen von unten nach oben und von innen nach außen in Ihre Haut ein. Danach geben Sie ein wenig Öl auf Ihre Mittelfinger und massieren für jeweils drei tiefe Atemzüge folgende Punkte:

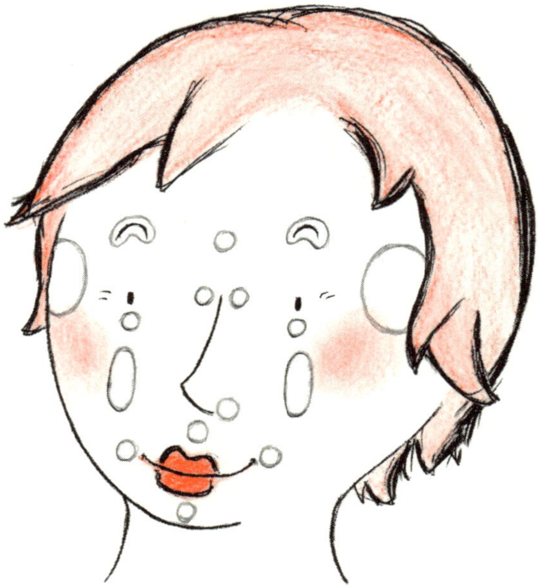

1. in der Mitte des Kinns
2. gleichzeitig beide Mundwinkel
3. in der Mitte zwischen Nase und Oberlippe
4. die äußeren Nasenwinkel – dort, wo Ihre Nase sich bläht
5. in der Mitte des Jochbeins (Ihre Wangenknochen), mit leichtem Druck von der Unterseite des Knochens nach oben
6. unterhalb Ihrer Augen, an der oberen Kante Ihres Jochbeins (diese Stelle bitte nur sanft drücken)
7. im Winkel von Nasenwurzel und Augenhöhle – mit der Daumenspitze von unten nach oben drücken und massieren
8. dreimal von innen nach außen entlang der Augenbrauen, mit Daumen und Zeigefinger kneifend
9. großflächig beide Schläfen gleichzeitig
10. die Mitte zwischen Ihren Augenbrauen

Zum Schluss legen Sie Ihre Hände mit sanftem Druck oben auf den Kopf und bewegen Sie schnell hin und her. Dadurch bewegt sich Ihre Kopfhaut mit.

Brrrrrrrr ...

Duschen Sie mal wieder kalt. Kaltes Wasser macht nicht nur springlebendig, es bringt auch die Endorphinproduktion ins Schwitzen. Nach 2 Minuten tummelt sich die doppelte Menge in Ihrem Körper.

Oder benutzen Sie Eiswürfel: Das wirkt wie ein Weckruf für die Zellen und bringt die Mikrozirkulation auf Trab. Spannkraft und Elastizität des Gewebes werden gestärkt, Knitterfältchen geglättet. Lassen Sie eine Handvoll Eiswürfel kurz antauen und streichen Sie dann damit über Gesicht (Vorsicht bei Couperose), Hals und Dekolleté. Wenn Sie mögen, darf es auch der ganze Körper sein. Doch in diesem Fall gleiten Sie mit dem Eis von unten beginnend in Richtung Herz nach oben.

Ab in die Sauna

Jetzt wird es heiß: Ein paar schöne Saunagänge gehen direkt unter die Haut, denn die Zellen, die stützende Kollagen- und Elastinfasern bilden, werden durch die Hitze flott gemacht. Das bremst den Alterungsprozess. Wenn Sie anschließend ausgiebige Trockenbürstenmassagen machen, kommt es zu einer regelrechten Hormonexplosion, denn dadurch werden Adrenalin, das Jungbrunnenhormon DHEA, hautglättendes Östrogen und der Glücksbotenstoff Serotonin vermehrt ausgeschüttet. Doch das ist noch nicht alles: Durchblutung, Immunsystem und Sauerstoffaufnahme werden angekurbelt, Schlacken und Giftstoffe ausgeschieden, mal ganz abgesehen davon, dass gestresste Muskeln sich entspannen dürfen. Auch die Emotionen kommen nicht zu kurz: »In der Sauna verraucht der Zorn«, sagt ein finnisches Sprichwort.

Mandelöl

Betupfen Sie die Haut um Ihre Augen sanft mit leicht erwärmtem Mandelöl und pinseln Sie mit einer weichen Kinderzahnbürste auch gleich Ihre Wimpern damit ein. Wenn Sie schon dabei sind, gönnen Sie Ihren Fingernägel ein Mandelbad, um sie zu härten, und Ihre Ellbogen freuen sich bestimmt auch darüber, wenn sie dank Mandelöl zart und glatt werden.

Kieselsäure

Diese Säure stärkt das Bindegewebe und fördert dessen Elastizität. Sie wirkt sich positiv auf den Knochenaufbau aus und sorgt für starke Haare, Haut und Nägel. Ob Kapseln, Pulver oder Gel: Kieselsäure muss über einen längeren Zeitraum eingenommen werden, um seine Wirkung zu entfalten.

Flecken, die Sie alt aussehen lassen

Meist kommen sie auf den Händen zuerst: Altersflecken! Was dagegen hilft: Das Schüßler-Salz Kalium sulfuricum D6 und Vitamin-B-Komplex (siehe Kapitel »Happy Aging – Gesund und wohlernährt« auf Seite 114) zur inneren Anwendung. Für die äußerliche Anwendung nehmen Sie einen Klacks Calendula-Creme und tröpfeln Sie 2–3 Tropfen ätherisches Zitronenöl drauf.

Ich freue mich aufs Älterwerden. Dann bekomme ich hoffentlich viele Lachfalten um die Augen – die machen ein Gesicht so charmant.

Eva Padberg, Topmodel

Packen Sie haarsträubende Probleme bei der Wurzel

Sesam fürs Haar

Mit Sesam gekräftigte Haarwurzeln fallen nicht so schnell aus, und gegen vorzeitiges Ergrauen hilft Sesam auch. Erhitzen Sie Sesamöl, indem Sie es mit einem Tropfen Wasser in ein Töpfchen geben und darauf warten, dass es anfängt zu »knacken«. Jetzt hat es die richtige Temperatur erreicht. Geben Sie es großzügig auf die Kopfhaut, massieren Sie es bis in die Haarspitzen ein und lassen Sie es über Nacht einwirken. Morgens verteilen Sie zuerst einmal Shampoo ins trockene Haar, damit sich das Öl besser herauslöst. Ihr Haar wird seidenweich und glänzend sein.

Kampf dem Haarausfall

Schüßler-Salze: Kalium phosporicum in der Potenz D 6, Silicea in der Potenz D12 oder Ferrum phosphoricum in der Potenz D12 schaffen Abhilfe.

Vitamine & Co: Besonders Vitamin A, Vitamin-B-Komplex, Vitamin F, Kupfer, Zink und Selen (siehe Kapitel »Happy Aging – Gesund und wohlernährt« auf Seite 114) sind wichtig für gesunde Haare.

Schwefel: Auch dieses Spurenelement trägt zum Aufbau der Haarsubstanz bei und findet sich in Nahrungsmitteln wie Eier, Fisch, getrockneten Bohnen, Kohl, weißen Rüben, rohen Zwiebeln, Knoblauch. Oder aber Sie greifen gleich zu einem Pulver aus der Apotheke: Methylsulfonylmethan, kurz MSM genannt. Dieses Präparat enthält Schwefel aus Gemüse. Der Geschmack ist gewöhnungsbedürftig, aber eine Kur über mindestens drei Monate tut Haaren, Haut und Fingernägeln gut.

Massageöl: 2 Tropfen Rosmarinöl, 1 Tropfen Salbeiöl, 1 Tropfen Thymianöl und 1 Tropfen Cajeputöl mit 1 EL Olivenöl vermischen.

Massieren Sie damit Kopfhaut und Haare und lassen Sie das Öl 20 Minuten einwirken. So oft wie möglich wiederholen.

Scharfe Mischung: Geben Sie in eine Flasche mit 0,7 Liter Vodka 100 Gramm Cayennepfeffer, verschütteln Sie die beiden Zutaten miteinander und lassen Sie sie 14 Tage lang ziehen, wobei Sie bitte daran denken, die Flasche täglich durchzuschütteln. Wenn die 2 Wochen um sind, gießen Sie die Mischung durch ein Sieb und massieren sie jeden Morgen ein. Das stimuliert Ihre Kopfhaut und regt das Wachstum an.

Natürlich braun

Wenn Sie Ihre grauen Strähnen wieder braun bekommen, aber kein Färbemittel verwenden wollen, mischen Sie Salbei- mit Walnussblättern, kochen einen Tee und massieren die Mischung täglich in Ihren Haaransatz ein.

Sie können es auch damit versuchen: Übergießen Sie 2 EL Rosmarin und 1 EL Thymian mit heißem Wasser und lassen Sie das Gebräu mindestens zwei Stunden ziehen. Tragen Sie den Sud nach der Haarwäsche auf und lassen Sie ihn unter einem Handtuch (am besten ein farbiges) über Nacht einwirken. Wiederholen Sie das möglichst oft.

Tipps gegen ungeliebte Dellen

Egal, für welche Methoden Sie sich entscheiden: Wichtig ist, dass Sie sich über einen Zeitraum von mindestens 4 Wochen täglich um Ihre »Problemzonen« kümmern.

Meersalz: Das Salz im Meerwasser enthält eine Menge Spurenelemente und Mineralien, die die Austauschvorgänge in den Zellen forcieren, dem Gewebe überflüssiges Wasser entziehen und Stauungen wegschwemmen. Drei Meersalzbäder wöchentlich bringen schnellen Erfolg. Lösen Sie 1 Kilo Salz im maximal 37 Grad warmen Wasser auf und tauchen Sie 20 Minuten lang unter. Ruhen Sie anschließend mindestens 30 Minuten.

Algen: Die grünen Powerpakete gelten als Cellulite-Killer. Ein Kilo davon enthält Wirkstoffe aus 100 000 Liter Meerwasser. Sie können den Fettstoffwechsel der Zellen in Schwung bringen und die optimale Balance zwischen Fetteinlagerung und Fettverbrennung schaffen. Machen Sie eine Kur aus Algentabletten, -cremes und -packungen. (Siehe auch Kapitel »Happy Aging – Gesund und wohlernährt«, Seite 118.)

Packung: Rühren Sie entweder Agar-Agar-Pulver (Reformhaus, Naturkostladen) laut Packungsanweisung an oder mischen Sie Algenpulver (Internetversand) mit Wasser zu einem Brei. Streichen Sie ihn auf Po und Beine. Umwickeln Sie diese Zonen fest mit Klarsichtfolie und machen Sie es sich für 30–45 Minuten bequem. Danach eiskalt abbrausen und 10 Minuten ruhen. Wenn Sie es schaffen, sollten Sie das 3-mal wöchentlich über 4 Wochen anwenden, am besten, nachdem Sie Sport getrieben haben.

Massage: Eine (am besten täglich durchgeführte) Massage bringt die Durchblutung auf Trab, regt den Zellstoffwechsel an und mobilisiert gegen eingelagertes Wasser und Schlackenstoffe. Ballen Sie Ihre Hand zur Faust und massieren Sie mit den Fingerknöcheln so lange über den Oberschenkel, bis sich die Haut rötet. Massieren Sie vom Knie in Richtung Po. Danach nehmen Sie Partie für Partie zwischen Daumen und Zeigefinger und zupfen die Haut nach oben.

Massageöl, Variante 1: Mischen Sie 10 Tropfen Zypressenöl, 3 Tropfen Geranienöl und 3 Tropfen Salbeiöl mit 30 ml Jojobaöl. Massieren Sie das Öl in aufwärts kreisenden Bewegungen in Ihre Schenkel ein.

Umwickeln Sie die Beine fest mit Klarsichtfolie und entspannen Sie 30–45 Minuten unter einer kuscheligen Decke.

Massageöl, Variante 2: Mischen Sie 40 ml Avocadoöl, 30 ml Johanniskrautöl, 30 ml Jojobaöl mit 35 Tropfen Orangenöl, 10 Tropfen Wacholderbeerenöl, 10 Tropfen Zypressenöl, 10 Tropfen Zitronenöl. Wenn Sie das Öl täglich über mindestens 3–4 Wochen einmassieren, wirkt es entwässernd und straffend.

Massagehose: Tragen Sie unter Ihrer Kleidung eine Massagehose (Internetversand). Damit massieren Sie den ganzen Tag Ihr Bindegewebe.

Eiskalt erwischt: Brausen Sie Oberschenkel und Po mit kaltem Wasserstrahl ab. Sie können auch eine Handvoll Eiswürfel oder einen eisgekühlten Massageball nehmen, um kräftig über Hinterteil und Schenkel zu fahren. Das bringt Ihr Blut in Wallung und sorgt für den Abtransport der Schlacken. Wenn Sie es schaffen: 2-mal wöchentlich.

Bewegung: Immer mal zwischendurch Oberschenkel und Pobacken fest anspannen, halten, locker lassen. Mindestens 10-mal. Natürlich sollten Sie auch Sport wie Joggen, Aerobic, Gymnastik, Tennis oder Schwimmen machen.

Peeling: Vermischen Sie 4 EL grobes Meersalz mit 1 EL Jojobaöl, 1 TL Honig und 2 Tropfen Rosenöl und reiben Sie damit Po und Oberschenkel kräftig ab.

Ingwertee: Schälen Sie ein 3 cm langes Stück Ingwer, geben Sie es in ¼ l Wasser und lassen Sie es 10–15 Minuten köcheln. Nehmen Sie den Tee vom Herd, fügen Sie 3 Minzblätter und 1 TL geriebene Zitronenschale hinzu und lassen Sie die Mischung 10 Minuten ziehen. Dieses Getränk kurbelt den Stoffwechsel und damit die Fettverbrennung an.

Das Wichtigste überhaupt: Entsäuern Sie Ihren Körper! Wie das geht, lesen Sie im folgenden Kapitel, »Happy Aging – Gesund und wohlernährt«, ab Seite 108.

Giftausscheidung: Rücken Sie den Dellen innerlich zuleibe. Mit diesen Schüßler-Salzen scheidet Ihr Körper Giftstoffe besser aus: Kalium chloratum D6, Natrium phosphoricum D6, Natrium sulfuricum D6, Calcium sulfuricum D6. Außerdem sollten Sie Ihren Beinen viel Vitamin C, E und Silizium geben (siehe Kapitel »Happy Aging – Gesund und wohlernährt« ab Seite 108).

Abreibung: Verpassen Sie sich eine Abreibung. Am besten täglich. Mit dem Luffahandschuh entfernen Sie abgestorbene Hautschüppchen, die Poren öffnen sich, die Haut wird besser durchblutet, Stoffwechsel, Kreislauf und Nervensystem werden angeregt. Das entgiftet und sorgt für eine straffe, glatte Haut. Bürsten Sie immer in Richtung Herz, und zwar in dieser Reihenfolge: rechtes Bein, linkes Bein, rechter Arm, linker Arm, Bauch, Brust, Rücken. Besser morgens als abends, weil die Massage munter macht. Auch sehr angenehm: Nehmen Sie dafür ein Handtuch, das Sie zuvor in eine Mischung aus 3 Liter heißem Wasser und EL Apfelessig getaucht und ausgewrungen haben.

Entschlackungstee: Mischen Sie 50 g Löwenzahnwurzel, 50 g Queckenwurzel, 50 g Wegwartenwurzel und 25 g Fenchel, nehmen Sie davon 1 EL und übergießen Sie die Mischung mit 1 Tasse kochendem Wasser. Lassen Sie den Tee 10 Minuten ziehen und trinken Sie ihn heiß. Am besten 3-mal täglich 1 Tasse, immer frisch zubereitet.

Jungbrunnen: Ein Geheimtipp gegen Hautalterung ist die Mittelmeerpflanze Immortelle, auch Strohblume genannt. Aus der Blüte wird ein kraftvolles ätherisches Öl gewonnen, das als Schutzschild gegen freie Radikale, die unsere Zellen schädigen und die Haut vorzeitig altern lassen, wirkt. Also: Ein paar Tropfen ins Massageöl und gleich noch welche in die Duftlampe.

Christel Schmitt, Kauffrau

Ich empfinde es als schön, 47 zu werden. Ich habe kein Problem mit dem Alter, denn ich fühle mich als Frau rundherum gut. Ich habe eine positive Ausstrahlung, bin stolz, zwei so große Kinder zu haben, meine Figurprobleme halten sich im Rahmen und meine sonstigen Probleme wiegen auch nicht schwerer, als sie es mit 30 oder 40 taten. Irgendwie kommt es mir gar nicht so vor, als ob ich schon »so alt« wäre, denn ich fühle mich geistig und körperlich jung, unternehme viel, habe keine Langweile, bin immer gefordert. Die Lösung beruflicher und persönlicher Probleme erlaubt auch gar keinen Stillstand. Manchmal fühle ich mich überfordert, denke, mein Leben könnte auch einfacher sein, aber so war es schon immer. Natürlich gibt es Dinge, die ich aus heutiger Sicht anders machen würde, und manchmal machen mir meine Fehler aus der Vergangenheit zu schaffen, aber deshalb noch mal jünger sein? Nein, auf gar keinen Fall.

Wenn ich mich mal nicht so wohl fühle, muss ich nur aus dem Fenster schauen, blicke auf die Bäume, ein Eichhörnchen, das den Stamm hinaufklettert, oder die Blumen, die ihr Gesicht der Sonne zuwenden, und schon geht es mir wieder gut. Ich bin sehr dankbar für das, was ich habe.

Im Verhalten anderer merke ich keinen Unterschied zu früher. Bisher ist es mir noch nie passiert, dass jemand sagte, du bist zu alt, dich wollen wir nicht dabei haben. Im Gegenteil, gerade in den letzten Jahren interessieren sich jüngere Männer für mich und das gefällt mir. Ich hatte eine Beziehung zu einem Mann, der 18 Jahre jünger ist. Wenn ich mich mit ihm in der Öffentlichkeit zeigte, habe ich die bewundernden Blicke fremder Frauen genossen. Das war so, als wollten diese Frauen sagen: Ach, das hätte ich auch ganz gerne.

Wenn es so bleibt, dass ich weiterhin im Einklang mit meinem Alter bin, habe ich keine Angst vor dem Älterwerden, sondern freue mich auf das, was die Zukunft mir schenken wird.

Happy Aging
Gesund und wohlernährt

Wer nicht jeden Tag etwas Zeit für seine Gesundheit aufbringt, muss eines Tages sehr viel Zeit für die Krankheit opfern!

Sebastian Kneipp, Hydrotherapeut

Ihre Haut sieht grau und welk aus? Sie fühlen sich viel zu oft antriebslos, alt und einfach nur erschöpft? Ohne Grund sind Sie gereizt, missmutig oder depressiv? Immer diese Erkältungen – viel zu häufig erwischt Sie ein Schnupfen? Es zwickt und zwackt in Kopf, Rücken, Magen oder Darm? Sodbrennen, Verstopfung, Durchfall … Sie können ein Lied davon singen? Ihr Haar ist spröde, matt oder fällt aus? Sie leiden unter Bindegewebsschwäche? Ihre Allergien bringen Sie noch um? Ihr Gedächtnis lässt Sie immer häufiger im Stich? Ihre Fingernägel reißen ein? An Oberschenkeln und Po wachsen Dellen noch und nöcher? Sie haben eine Pilzinfektion, die einfach nicht weichen will? Letztens fuhr Ihnen der Schreck in alle Glieder, weil Ihr Arzt Osteoporose diagnostiziert hat? Nach dem Essen sind Sie erst einmal geschafft, am liebsten würden Sie sich hinlegen? Sie haben sich schon oft gefragt, woran es liegt, dass es Ihnen schlecht geht? Haben es mit diesem und jenem versucht, doch wirklich verändert hat sich nichts? Sie sind ratlos und verzweifelt?

Je öfter Sie gerade genickt haben, desto größer ist die Wahrscheinlichkeit, dass Sie übersäuert sind.

Angesäuert und abgenervt

Säuren entstehen im Körper bei der Eiweißverdauung und beim Stoffwechselprozess der Zellen. Wenn unsere Nieren geschädigt sind, werden Säuren nicht ausreichend ausgeschieden. Auch wenn die basensteuernden Organe wie Bauchspeicheldrüse, Gallenblase oder Leber erkrankt sind, gerät der Säure-Basen-Haushalt in ein Ungleichgewicht. Doch Säuren werden auch über die Nahrung zugeführt. Lieferanten dafür sind vor allem Zucker, Weißmehlprodukte, polierter Reis, Eier, Käse, Quark, Fleisch, Wurst, Fisch, alle Brotsorten inklusive Vollkornbrot, Limonade, Kaffee und Alkohol. Auch diese Faktoren sind schuld an einer Übersäuerung: Stress, negative Gefühle wie Angst oder Ärger, Nikotin, zu wenig Bewegung und zu wenig Wasser.

Wenn wir unserem Körper zu viel zumuten, schafft er es nicht mehr, den Säure-Basen-Haushalt im Gleichgewicht zu halten. Er versucht, die Säuren loszuwerden: 1. Er lagert die Schlacken an verschiedenen Stellen ab und wir bekommen Gallensteine, Rheuma, einen Schlaganfall oder Altersflecken. 2. Er scheidet die Säure aus mit dem Ergebnis, dass wir Fußschweiß, Zahnplaque, Ekzeme, Neurodermitis oder Allergien bekommen. 3. Er greift die Mineralreserven an, entzieht den Knochen Kalzium und wir bekommen Osteoporose, oder unsere Haare werden glanzlos und dünn, unsere Haut grau und welk. Je älter wir werden, desto größer ist die Gefahr, chronisch zu übersäuern. Und die genannten Auswirkungen sind nur ein paar Beispiele.

Was uns entsäuert

Leider können Basen, die Säure-Gegenspieler, lediglich über das Essen aufgenommen werden. Gute Lieferanten für ein ausgeglichenes Säure-Basen-Verhältnis sind mineralstoffreiche Nahrungsmittel wie Obst,

Gemüse (außer grünen Bohnen und Erbsen, Spargel, Hülsenfrüchten, Rhabarber und Zitrone), Sprossen, Kartoffeln, Algen, Tofu, Sahne, Mineralwasser ohne Kohlensäure und Gewürzkräuter (Petersilie, Dill, Schnittlauch, Kümmel).

Perfekte Verhältnisse

Ideal wäre ein Mix aus 20 Prozent säurebildenden und 80 Prozent basenbildenden Lebensmitteln. Leider ernähren wir uns meist genau umgekehrt. Ein typisch deutsches Mittagessen besteht aus Fleisch mit Nudeln und ein wenig Salat oder aus einer großen Portion Spaghetti mit Bolognesesauce und drei Scheibchen Tomate als Deko. Wenn es ganz schlimm kommt, gibt es zum Mittagessen Hamburger oder Currywurst mit Pommes und Cola. (Dieses Getränk ist einer der schlimmsten Knochenkiller!)

Wenn Sie überprüfen wollen, wie es in Ihrem Inneren aussieht: In der Apotheke gibt es Indikatorstreifen, die Ihren aktuellen pH-Wert feststellen. Liegt er unter 7, überwiegt die Säure, ab 7 die Base.

Wie geht es besser?

Sich ausgewogen zu ernähren ist am Anfang häufig ein wenig schwer, doch Sie müssen ja nicht gleich von heute auf morgen alles auf den Kopf stellen. Kehren Sie das Verhältnis Säuren und Basen langsam um, indem Sie eine kleine Portion Nudeln essen und einen großen Salat dazu. Greifen Sie morgens öfter zu Obst oder machen Sie sich einen Smoothie (siehe weiter unten) und essen Sie abends ein Kartoffelsüppchen mit Gemüseeinlage. Legen Sie fleisch- und wurstfreie Tage ein. Knabbern Sie statt Schokolade besser ein paar Mandeln, Rosinen und

Datteln. Verzichten Sie auf Fastfood und auf Fertiggerichte. Kauen Sie langsam und gründlich, speicheln Sie die Nahrung gut ein, bevor Sie sie nach unten befördern, denn der basische Speichel neutralisiert. Ein schöner Nebeneffekt: Sie werden gleichzeitig mit den Säuren ein paar Pfunde verlieren. Ganz abgesehen davon, dass Sie sich wie ein neuer Mensch fühlen werden.

Es lebe der Sport und was sonst noch hilft

Außer einer guten Ernährung gibt es noch viel mehr, was wir für ein ausgewogenes Säure-Basen-Verhältnis tun können, um gesund, jung, schlank, schön und vital zu bleiben:

- Lassen Sie zwischen der letzten Abend-Mahlzeit und dem Frühstück mindesten 12 Stunden vergehen. Dann hat Ihr Körper reichlich Zeit, zu verdauen und zu entgiften.
- Legen Sie immer wieder Entschlackungstage ein: Trinken Sie 1,5 l frischgepressten Obst-/Gemüsesaft oder Gemüsebrühe und mindestens 2 Liter Mineralwasser ohne Kohlensäure.
- Trinken Sie reichlich Wasser, am besten heißes, damit die Säuren ausgespült werden.
- Reduzieren Sie Alkohol, Koffein, Schwarztee und Nikotin.
- Bewegen Sie sich so oft wie möglich, aber maßvoll. Am besten an der frischen Luft. Säure wird auch in den Muskeln eingelagert und sorgt dort für schmerzhafte Verspannungen. Wenn Sie den Muskel bewegen, pumpt er die Säuren raus.
- Reduzieren Sie Ihren Stress. (Tipps unter »Stress macht alt – Gelassenheit statt Lifting«, Seite 31.)
- Machen Sie die Entgiftungs-Mudra: Legen Sie an jeder Hand die Daumenspitze an die Innenkante des untersten Ringfingergliedes.

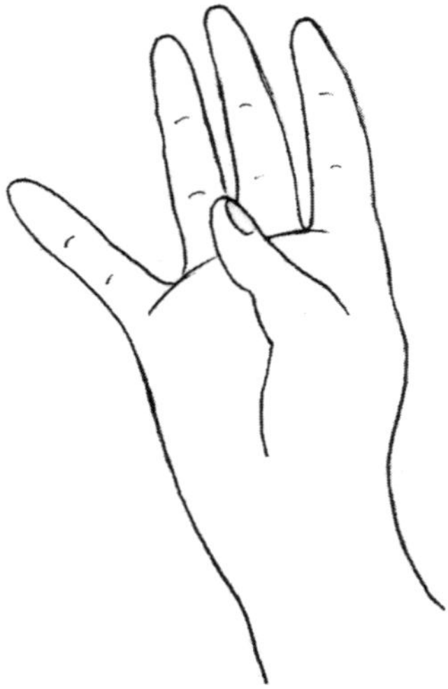

Die restlichen Finger bleiben gestreckt. Halten Sie die Mudra für ungefähr 5 Minuten.

- Besorgen Sie sich mineralische Basen in Pulver- oder Pillenform, zum Beispiel Bullrich's Vital (eventuell in Abstimmung mit Ihrem Heilpraktiker oder der Ärztin).
- Nehmen Sie einmal pro Woche ein entsäuerndes Basenbad: Entweder ein fertiges Produkt kaufen oder 3 Esslöffel Kaisernatron (bei den Backzutaten im Lebensmittelgeschäft zu finden) mit der gleichen Menge Meersalz mischen. Legen Sie sich für mindestens 30 Minuten in die Wanne – je länger, desto entsäuernder –, danach ruhen Sie für 30 Minuten. Falls Sie keine Badewanne haben, machen Sie das Ganze als basisches Fußbad.
- Saunieren Sie und machen Sie täglich eine Bürstenmassage und öfters eine Algenpackung (siehe »Schön bis ins hohe Alter – … mit Selbstliebe und gezielter Pflege«, Seite 84).
- Mischen Sie sich einen Entgiftungstee: 10 Teelöffel Ackerschachtelhalm, 10 Teelöffel Brennnesselkraut, 5 Teelöffel Kamillenblüten, 5 Teelöffel Fenchelsamen, 2½ Teelöffel Brunnenkresse. Nehmen Sie

davon jeden Morgen einen Teelöffel, übergießen Sie ihn mit einer Tasse heißem Wasser und lassen Sie ihn 5 Minuten ziehen.

- Greifen Sie zum Schüßler-Salz Natrium phosphoricum. Dieses Neutralisationsmittel bindet überschüssige Säure und hilft auch bei Heißhunger nach Süßem. Außerdem helfen die Schüßler-Salze Natrium sulfuricum, Natrium chloratum und Silicea (Einnahmehinweise siehe Seite 125).
- Auch Rechtsregulat (fermentiertes Konzentrat aus Obst, Nüssen und Gemüse, siehe weiter unten) leistet gute Dienste.

Schön essen

Die Empfehlung für eine gute Ernährung lautet: Fünf Portionen Obst und Gemüse täglich. Wenn Sie sich Smoothies mixen, geht das ganz leicht. Die Basis für diese leckeren Vitaminspritzen sind Frucht- oder Gemüsesäfte (frisch gepresst wäre die allerbeste Lösung), Soja-, Reis-, Kokosnuss- oder Hafermilch, Molke, Buttermilch, Kefir, Mineralwasser oder Joghurt. Hinein kommen leckere Früchtchen bei der süß-sauren Variante oder Gemüsesorten, wenn es herzhaft sein soll. Wenn Ihnen die pure Variante nicht reicht, können Sie Ihren Smoothie aufpeppen: Mit Mandelmus, Agavendicksaft, Sesammus (Tahin), Weizenkeimen, Honig, Haferflocken, Sonnenblumenkernen, Tofu, Vanille, Zimt, Ingwer, Kakao oder was Ihnen sonst in den Sinn kommt. Für den zeitlichen Notfall können Sie auch mal zu Früchten aus der Tiefkühltheke greifen. Seien Sie kreativ und pürieren oder mixen Sie zusammen, was Sie in Kühl- und Vorratsschrank, in Eisfach und Obstkorb finden, bis ein dickflüssiger, cremiger und leckerer Drink entsteht. Dann haben Sie Ihren Körper schon einmal mit vielem von dem versorgt, was er so dringend braucht, nämlich den Fängern freier Radikale und Jungerhaltern:

Vitamine, Mineralstoffe, Spurenelemente

Im 18. Jahrhundert galt es noch als absurd, Krankheiten mit Obst oder Gemüse zu heilen. Heute wissen wir, wie wichtig frische Produkte für Gesundheit und Aussehen sind.

Damit Ihre Haut schön bleibt, Ihre Augen strahlen, Finger- und Fußnägel sowie Haare gesund wachsen und Ihr Immunsystem stark ist, brauchen Sie **Vitamin A** (Betacarotin), denn es regt die Zellteilung an. Essen Sie einfach Farbiges: Gelb, orange, rot und grün. Mit viel frischem Obst und Gemüse sind Sie auf der sicheren Seite.

Vitamin-B-Komplex besteht aus einer ganzen Ansammlung von Vitaminen. Wichtig sind sie gegen vorzeitiges Altern, für die Nerven, geistige Frische, Haut, Haare, Nägel, Bindegewebe und gute Stimmung, um nur einige Faktoren zu nennen. Viel Vitamin-B-Komplex findet sich in: Algen(-Tabletten), Bierhefe, Leber, Thunfisch, Forelle, Lachs, Weizenkeimen und -kleie, Sojaprodukten, Reis, Shiitake-Pilze, Hühnchen, Vollkornprodukten, Champignons, Erbsen und Bohnen, außerdem in Nüssen und Kernen aller Art.

Vitamin C brauchen wir für Bindegewebe und Kollagenproduktion, kräftige Haare und glatte Haut, Immunsystem und gute Stimmung. Gemeinsam mit den Vitaminen A, E, Selen und Zink bekämpft es freie Radikale. Die Hauptlieferanten Obst und Gemüse sollten immer so frisch wie möglich gegessen werden.

Vor allem in den besten Jahren müssen wir auf Zufuhr von ausreichend **Vitamin D** achten, damit die Kalziumversorgung für die Knochen gewährleistet ist. Also: Raus an die frische Luft, auch bei bedecktem Himmel, damit kurbeln wir die Produktion an. Auch Butter, Sonnenblumenkerne, Hering, Makrele, Lachs, Ölsardine, Thunfisch und Vollkorngetreide helfen.

Vitamin E hat vor allem die Aufgabe, freie Radikale zu bekämpfen. Es schützt vor Altersflecken und ist wichtig für straffe Haut, gute Nerven und ein langes Leben. Sie finden das Vitamin in Weizenkeimöl,

Sonnenblumenkernen, Distelöl, Mandeln, Wal- und Erdnüssen, Butter, Vollkorngetreide.

Essentielle Fettsäuren sind **mehrfach ungesättigte Fettsäuren,** die vom Organismus nicht selbst hergestellt werden können und deshalb mit der Nahrung aufgenommen werden müssen. Die wichtigsten Vertreter sind die **Linolsäure** (Omega-6) und die **Linolensäure** (Omega-3). Der größte Anteil an Omega-3-Säure (ca. 55 Prozent) findet sich im Leinöl. Ein Teelöffel deckt bereits den täglichen Bedarf. Wichtig: Dieses Öl muss immer gekühlt, luftdicht und dunkel aufbewahrt werden, es muss schnell aufgebraucht und darf nicht erhitzt werden! Rapsöl hingegen darf zum Kochen und Braten verwendet werden. Weitere gesundheitsfördernde Öle sind Walnuss-, Soja-, Sesam- und Weizenkeimöl. Grundsätzlich werden kaltgepresste Öle schnell ranzig. Erst Vitamin E macht es haltbarer. Da Weizenkeimöl viel Vitamin E enthält, ist es – zu 20 Prozent einem der anderen Öle beigefügt – ein guter »Haltbarmacher«. Die wertvollen Öle sollten immer in einer braunen Flasche und im Dunkeln aufbewahrt werden, am besten im Kühlschrank. Omega-3-Fettsäuren finden sich auch in Kaltwasserfischen: Hering, Makrele, Lachs, Sardine und Thunfisch.

Magnesium ist das Antistress-Mineral, das für Lebensfreude sorgt. Es findet sich vor allem in Weizenkleie und -keimen, Mandeln, Cashew-Kernen, Melasse, Bierhefe, Buchweizen, Nüssen, Vollkornprodukten, Tofu, Trockenobst und Sonnenblumenkernen.

Kalzium ist für den Aufbau der Knochen wichtig und sorgt für gute Stimmung. Zu viele Süßigkeiten unterbinden die Aufnahme im Körper. Gute Kalziumlieferanten sind Braunalgen (als Tabletten), Sesam, Amaranth, Leinsamen, Karotten, Mandeln, Petersilie, Milchprodukte, allen voran Parmesan, gefolgt von Hart- und Weichkäse.

Eisen ist wichtig für Haare und Nägel und findet sich in Algen, Hefe, Vollkornprodukten, Melasse, Aprikosen, grünem Gemüse, Hülsenfrüchten oder Fleisch.

Der **Jod**-Bedarf ist in den besten Jahren höher. Lieferanten für dieses Spurenelement sind jodiertes Salz, Algentabletten, Meersalz, Fische, Meeresfrüchte.

Für eine jung aussehende Haut und gegen Cellulite ist das Mineral **Kupfer** nötig. Es findet sich in Nüssen, Krustentieren, Fisch, Vollkornprodukten, Kartoffeln, Rinderleber, getrockneten Hülsenfrüchten und Champignons.

Selen schützt den Körper vor freien Radikalen und sorgt somit dafür, dass wir nicht so schnell altern. Butter, Fisch, Eigelb, Fleisch, Vollkornprodukte, Milchprodukte und Gemüse enthalten dieses Spurenelement.

Silizium hilft gegen Altersschäden, denn es ist wichtig für Knochen, Bindegewebe und Haut. Auch Cellulite kann sich dank Silizium verbessern. Das Spurenelement kommt vor in Kieselerde, Pflanzenfasern, Kleie, Kartoffeln, Mineralwasser, Hirse, Gerste, Hafer.

Ein weiterer Radikalfänger ist **Zink.** Er macht Haare, Haut und Nägel schön und ist enthalten in Austern, Ingwer, Rind- und Lammfleisch, Pecannüssen, getrockneten Erbsen, Milchprodukten, Eigelb, Vollkornprodukten, Haferflocken, Shiitake-Pilzen, Nüssen und Meeresfrüchten.

Wenn Sie sich die Liste der nützlichen Lebensmittel betrachten, wird klar, dass Mischkost eine gute Wahl ist. Essen Sie von allem etwas, aber nie zu viel. Je frischer und naturbelassener Lebensmittel sind, desto mehr Vitamine und Mineralstoffe tummeln sich dort. Achten Sie darauf, wie Sie sich nach dem Essen fühlen. Sind Sie fit und voller Energie? Dann haben Sie Dinge gegessen, die Ihnen gut tun. Sie sind müde und schlapp? Dann sollten Sie Nahrungsmittel für Nahrungsmittel überprüfen, damit Sie wissen, was Sie zukünftig meiden sollen. Hier hilft übrigens auch der Besuch bei einer Kinesiologin oder einem Kinesiologen. Denn mittels des kinesiologischen Muskeltests kann herausgefunden werden, welches Nahrungsmittel sich günstig auf Ihren Energiehaushalt auswirkt. Wenn Sie gerade nicht die Möglichkeit haben, sich testen zu lassen, gilt grundsätzlich:

Nahrungsmittel mit Pro-Aging-Wirkung

ranzige Nüsse, ranziges Öl und Fett
gehärtetes Pflanzenfett
Fastfood, Fertiggerichte, Dosengemüse
Pommes frites, helle Teigwaren, polierter Reis
Gepökeltes, Geräuchertes, Paniertes, Frittiertes
fette Wurst und Fleisch
Schweine- und Gänseschmalz
Mayonnaise, Dips, fette Saucen, Dressings
Zucker und Süßigkeiten, z. B. Torten, Kuchen, Schokolade, Pralinen
Knabbergebäck, Kartoffel-Chips
Cola, Limonaden
Likör, Süßwein
Weiß- und Mischbrot
Alkohol, Zigaretten, Kaffee

Nahrungsmittel mit Anti-Aging-Wirkung

Wasser
viel frisches Obst, Salat, Rohkost, Gemüse
Obst- und Gemüsesäfte
Naturreis, Vollkornnudeln, Vollkornbrot, Kartoffeln
Tofu, Käse, Quark, Joghurt
Hülsenfrüchte
kaltgepresste Pflanzenöle mit Omega-3-Säure
Nüsse, Samen, Kerne
alternative Süßungsmittel wie Agavendicksaft, Melasse, Honig oder Apfel-/Birnendicksaft
Fisch, mageres Fleisch und Geflügel

Algen

Sie sind grüne Wundergebilde, denn sie enthalten 10-mal mehr Vitalstoffe als unser Gemüse, das auf dem Land wächst. Algen können Regeneration und Vitalisierung des Körpers von innen und außen anregen. Die vielen Inhaltsstoffe regen Durchblutung und Fettstoffwechsel an, füllen die Feuchtigkeitsdepots der Haut, kurbeln die Zellerneuerung an, entschlacken, entgiften und entsäuern, helfen gegen Stress und Müdigkeit, festigen das Bindegewebe, reduzieren das Hungergefühl, regen den Fettstoffwechsel an. An Mineralstoffen tummeln sich Kalzium, Natrium, Kalium, Chlor, Magnesium und Phosphor, an Spurenelementen Eisen, Jod, Selen, Silizium, Zink, Schwefel und die Vitamine A, Vitamin-B-Komplex, C und E darin.

Algen in Tablettenform sollten kurmäßig über den Zeitraum von mehreren Wochen nach Herstellerangabe eingenommen werden.

Dinner Cancelling

»Morgens wie ein Kaiser, mittags wie ein König und abends wie ein Bettelmann«, dieser alte Spruch bringt es auf den Punkt: Wenn Sie an zwei bis drei Tagen in der Woche nach 16 Uhr nichts mehr (oder nur etwas ganz Leichtes) essen und ansonsten nur Wasser und Kräutertee trinken, kann Ihr Körper durch die lange Essenspause gut entgiften und wird vermehrt das Jungerhaltungshormon HGH ausschütten. Probieren Sie es aus: Sie werden sich bereits am Morgen nach dem ersten Dinner Cancelling viel besser und fitter fühlen!

Rechtsregulat

Im Alter lässt die körpereigene Enzymproduktion immer mehr nach, deshalb macht der Stoffwechsel schlapp. Ein absolutes Multitalent ist das fermentierte Konzentrat (Apotheke oder Internethandel) aus Obst, Nüssen und Gemüse. Ein Likörglas täglich reicht aus, um den Stoffwechsel zu regulieren, das Immunsystem zu aktivieren, den Körper zu entgiften, zu entsäuern und zu revitalisieren. Auch äußerlich kann es angewendet werden: 1:1 mit Wasser verdünnt, nährt und verjüngt es die Haut und fördert den Haarwuchs. Tipp: Achten Sie darauf, dass das Produkt von Dr. Niedermaier Pharma, dem Entwickler dieser speziellen Art der Fermentierung, kommt.

Duftender Ausgleich

Wenn die Hormone verrückt spielen, gleicht das ätherische Öl Geranie aus, denn es enthält pflanzliche Östrogene. Geben Sie ein paar Tropfen in die Duftlampe oder – vermischt mit 2–3 Löffeln Sahne oder Honig – in die Badewanne.

Wasserkur

Trinken Sie so oft wie möglich heißes Wasser, das Sie für 10–15 Minuten leicht geköchelt haben; am besten nehmen Sie über den Tag verteilt alle 30 Minuten zwei bis drei Schlückchen. Damit reinigen Sie Ihren Körper von Giften und Schlacken und klären die Haut. Darmstörungen können verschwinden und Gelenk-, Nacken- oder Rückenschmerzen können sich verbessern. Das schluckweise Trinken wirkt sich beruhigend auf die Psyche aus.

Kardamom

Dieses Gewürz hilft gegen Hitzewallungen und Schweißausbrüche. Nach dem Essen regt es die Verdauung an und reinigt den Atem. Entfernen Sie die Schalen und zerkauen Sie die Körnchen.

Thymusdrüse

Um die Abwehrkräfte zu steigern und Stress zu reduzieren, klopfen Sie leicht mit Ihren Fingern auf die Erhebung in der Mitte des Brustbeins, am besten schon vorbeugend, wenn Sie wissen, dass Stress auf Sie zukommt oder wenn Menschen um Sie herum erkältet sind.

Hormone

Seien Sie produktiv: Gemüse, Soja, Kartoffeln, Erbsen und Fisch fördern die Hormon-Eigensynthese. Fleisch, Milch und Zucker unterdrücken sie.

Noch ein paar Essens-Tipps

Stellen Sie sich vor, dass Sie nicht nur Ihren Hunger stillen, sondern Ihrem Körper Kraft, Energie und Gesundheit schenken.

Nehmen Sie die Farben Ihrer Nahrungsmittel schon beim Zubereiten bewusst in sich auf.

Essen Sie nicht, wenn Sie sich gerade aufgeregt haben, Schreckensnachrichten über den Bildschirm flackern, während Sie sich streiten oder die Tageszeitung mit Katastrophenmeldungen lesen.

Zählen Sie nicht die Kalorien, aber seien Sie sich wert, Ihrem Körper das Beste zu bieten.

Essen Sie lieber weniger, aber qualitativ Hochwertiges.

Wenn Sie sich etwas Süßes oder andere Ausnahmen gönnen: Erlauben Sie sich das kleine Extra und genießen Sie es aus vollen Zügen.

Essen Sie viele unterschiedliche Nahrungsmittel, aber überfordern Sie Ihren Körper nicht, indem Sie zu viele unterschiedliche Dinge in eine Mahlzeit packen.

Tauschen Sie Weißmehlprodukte – Nudeln, Brot, Brötchen, Pizza, Kuchen – so oft wie möglich gegen Vollwertprodukte aus.

Gehen Sie großzügig und kreativ mit Gewürzen und Kräutern um.

Scharfe Gewürze kurbeln Ihren Stoffwechsel an und machen schlank.

Die ätherischen Öle in Kräutern regen die Verdauung an.

Aber vor allem: Essen Sie mit Lust, Genuss und Freude!

Ellen Franz, Physiotherapeutin

Vor ein paar Wochen bin ich 53 geworden. Ich bin ein sehr positiver Mensch und meine Gläser sind immer halbvoll. Mit dieser Einstellung mache ich mir vieles in meinem Leben leichter. Ein Großteil dieser Leichtigkeit kam allerdings erst, nachdem ich ein gewisses Alter erreicht hatte. Seitdem kann ich über vieles gelassener hinwegsehen, kann erkennen, was wesentlich ist, und genießen, was mir geboten wird.

Noch immer gehe ich mit Freude meiner Arbeit nach, lebe zusammen mit meiner Tochter und bin zufrieden mit meinem Leben. Meine Liebhaber – ich habe keine feste Beziehung, sondern ziehe das Leben einer freien Frau vor – sind Balsam für meine Seele. Mit ihnen lebe ich meine Sexualität genauso aus, wie es mir gefällt. Das ist etwas, das mit 20 Jahren nicht möglich gewesen wäre. Ich genieße es, meine Freiräume zu leben, zu tun und zu lassen, was ich will, voller Lebensfreude in jeden neuen Tag zu starten, mich überraschen zu lassen von dem, was kommt. Ist es nicht herrlich, in dieser Generation Frau zu sein?

Mit einem Lächeln im Gesicht

Die schönsten und anregendsten Spaziergänge haben meist einen Nachteil: Sie sind so kurz. Gerade erst haben wir uns kennengelernt, jetzt werden sich unsere Wege auch schon wieder trennen. Es sei denn – und das würde ich Ihnen empfehlen –, dieses Buch wird zu einem festen Bestandteil Ihres Lebens. Es ist kein Heiligtum, das haben Sie sicher schon bemerkt, aber doch ein Schatzkästlein. Ich habe darin aufgeschrieben, was ich jahrelang selbst austestete, zusammentrug, erfuhr und vermittelte. Auch wenn Sie nicht alles sofort umsetzen, kann es doch sein, dass Sie immer mal wieder einen der Tipps benötigen. Manches kann bald ein fester Bestandteil Ihres Lebens sein. Wie sagte ich zu einer guten Freundin: »Die Grundregeln sind ganz einfach: Genügend Wasser, frische Luft, Bewegung, gesunde Ernährung und Entspannung.« Wenn auch Sie dieses Grundrezept befolgen, dann sind alle meine anderen Anregungen so etwas wie die Verzierung oder Kür. Natürlich können Sie sich eine individuelle Beratung gönnen oder ein Coaching an der einen oder anderen Lebensstelle. Mit diesem Buch haben Sie einen guten Nährboden für die weitere Entwicklung bereits geschaffen. Es ist eine gute Basis, um noch tiefer in die Schönheit des Best Aging einzutauchen. Älter zu werden ist gar nicht schwer. Bei den meisten Menschen funktioniert es von allein. Was Sie dennoch tun können: Zaubern Sie sich dabei ein Lächeln ins Gesicht! Damit dieses Lächeln von Herzen kommt, sind bestimmte Regeln wichtig. Die haben Sie nun in der Hand.

Doch es geht nicht nur um das eigene Wohlbefinden, das möchte ich nun ganz am Ende dieses Buches sagen. Wir haben kaum Vorbilder für diesen Teil unserer Reise, aber wir können welche sein. Vorbilder für gesundes, schönes, vitales Altern – denn auch die Generation, die nach uns kommt, wird eines Tages in den Spiegel schauen und erschrecken: »O je, das erste graue Haar!« Unser Altern kann den Schrecken in einen besonderen Glanz verwandeln. Wir können daran mitwirken, dass unsere Kinder in solchen Momenten fortan sagen: »O schau! Interessant! Das erste graue Haar!« Was immer mit diesem Haar dann auch geschieht.

Jetzt wünsche ich Ihnen viele entspannte, fröhliche, quirlige und wunderschöne Momente in dieser besonderen Lebensphase und freue mich, wenn wir uns auf meiner Homepage wiedersehen.

Ihre Helga Baureis

Schön ist, was man mit Liebe betrachtet.
Christian Morgenstern, Dichter

Uta Geraldy, Therapeutin

Gefühlte Gedanken: · Gut altern ist satt werden. Ruhe liegt darin. · Altern ist lediglich ein Wort für Weiterbewegung. · Mein Gesicht ist wie ein Faltenwurf. Im Lächeln breitet es sich aus. Es ist voller Weisheit, ein Buch der Tiefe. · Warum nur eine Jahreszeit herausgreifen? Das Alter – es ist ein Abschnitt des Lebens. · Ich freue mich, mein Altern bewusst zu erleben. Dabei bleibe ich jung. · Ich finde mich schön in der Veränderung. · Manchmal betrachte ich meine Hände. Ihre Veränderung zeigt mir, wie weit ich schon gegangen bin. · Ich sehe Blicke, die sich jungen Gesichtern zuwenden. Da ist ein Schmerz. Sanft. Wie die Berührung eines Windhauchs. · Im Altern gibt es keine Aufforderung zum Schönsein. Man entscheidet, ob man es sein möchte. · Wie mühelos sich Bedürfnisse aussprechen lassen, wenn man nicht mehr gesehen werden muss. · Altern ist mindestens so spannend wie jung sein. Lediglich die Melodie unterscheidet sich. · Mein Gesicht ist ein Spiegel. Manchmal zögere ich, sehe mich, entdecke Neues, Unbekanntes. Ich möchte es kennenlernen. · Die Menschen erwarten, dass man tolle Dinge übers Altern verkündet. Altern ist so interessant wie der Mensch selbst. Alter spiegelt die Entwicklung im Menschen. · Bedauern führt nicht weiter. Akzeptanz dessen, was ist, öffnet Türen. · Altern ist wie ein Regenbogen – verbindend.

Anhang

Die kleinen Helfer: Schüßler-Salze und Bachblüten

Dr. Schüßler sei Dank

... denn der homöopathische Arzt hat uns seine Schüßler-Salze vermacht: 12 Mineralsalze, die Gesundheit, Schönheit und Wohlbefinden gut tun. Sie geben dem Körper den homöopathischen Anstoß, seine Selbstheilungskräfte zu aktivieren. Die Salze können rezeptfrei und für kleines Geld in der Apotheke besorgt werden.

Nehmen Sie Schüßler-Salze vor dem Essen und lieber mehrmals täglich in kleinen Mengen ein, denn der Körper reagiert besser auf häufige Impulse. Also beispielsweise besser 10-mal täglich 1–2 Tabletten einnehmen als 3-mal täglich 5 Tabletten.

Sie können die Salze auch äußerlich anwenden, wenn Sie sie zerstoßen mit Masken, Cremes oder Badezusätzen vermischen.

Wenn Sie 10–15 Tabletten für ein Fußbad auflösen, stimulieren Sie über die Reflexzonen Ihren ganzen Körper.

Die Salze sollen bei innerer und äußerer Anwendung nicht mit metallischen Gegenständen in Berührung kommen, also z. B. lieber einen Plastiklöffel benutzen, wenn Sie eine Mischung herstellen.

Wenn Sie eine Laktose-Unverträglichkeit haben, sollten Sie auf Schüßler-Salze in Form von Tropfen zurückgreifen.

Dr. Bach ebenfalls

Die Wirkung der 38 Helfer aus der Natur wurde von Dr. Edward Bach entdeckt. Der englische Mediziner erkannte nach Jahren intensiver Forschung, dass sich die Energieschwingung verschiedener Pflanzen positiv auf das Körper-Geist-Seele-System des Menschen auswirkt. Bachblüten können Sie sich in der Apotheke oder im Internetversand besorgen.

Zur Einnahme geben Sie entweder ein Tröpfchen in ein Glas Wasser und trinken dieses in langsamen Schlucken aus oder Sie besorgen sich eine kleine braune Flasche mit Pipette in der Apotheke, geben 2–4 Tropfen der Blüte hinein und füllen die Flasche mit Wasser auf. Von dieser Mischung nehmen Sie 3–4-mal täglich ein paar Tropfen unter die Zunge.

Weiterführende Literatur

Bach, Edward Dr.: *Heile dich selbst: Die 38 Bachblüten.* Goldmann, München 1998.

Baureis, Helga: *Wellness at office. 100 Tipps gegen Bürostress.* Heyne, München 2006.

Baureis, Helga: *Liebeskummer ade! 100 handfeste Tipps gegen akuten Herz-Schmerz.* Heyne, München 2006.

Baureis, Helga / Wagenmann, Claudia: *Kinder lernen leichter mit Kinesiologie. Lern- und Konzentrationshilfen – Ratgeber für die Familie.* Oesch, Zürich 2005.

Baureis, Helga: *Womens power pack.* 30 Karten mit Begleitheft. Aurum Verlag, Bielefeld 1997.

Baureis, Helga: *Spielend leicht lernen mit Ines und Oli.* 30 Karten mit Begleitheft. Aurum, Bielefeld 1996.

Fischer-Rizzi, Susanne: *Himmlische Düfte.* Hugendubel, München 1990.

Geiger, Gisela Elisabeth: *Gesund und strahlend schön mit Schüßlersalzen und Vitaminen.* Knaur MensSana, München 2005.

Guillot, Francoise / Baureis, Helga: *Yin und Yang in Harmonie.* Aurum Verlag, Bielefeld 1999.

Katz, Lawrence C. / Rubin, Manning: *Neurobics. Fit im Kopf.* Mosaik bei Goldmann, München 2001.

Raichur, Pratima / Cohn, Marian: *Wahre Schönheit. Ayurveda – Geheimnisse für innere Harmonie und strahlendes Aussehen.* Dephi bei Droemer Knaur, München 1997.

Paungger, Johanna / Poppe, Thomas: *Vom richtigen Zeitpunkt.* Irisiana, München 1994.

Kontakt zur Autorin

Wenn Sie mehr über Kinesiologie wissen wollen, wenn Sie Lust auf eine Einzelsitzung haben, wenn Sie an einem Workshop teilnehmen möchten oder mich zu einem Workshop in Ihren Räumen einladen wollen, wenn Sie Fragen haben oder einfach nur neugierig sind, besuchen Sie mich bitte auf meiner Homepage: www.helgabaureis.de

Ich freue mich auf den Kontakt mit Ihnen!

Dankeschön

an meine Sporttrainerin Sandra Martek für das »Sport-Programm für Best Agers«,

an meine Freundinnen Bettina Schwarz, Christel Schmitt, Christine Weiner, Claudia Wagenmann, Ellen Franz, Gerda Neuwirth, Karin Kirsch, Jill Schneider, Tina Cetto und Uta Geraldy für die Beiträge,

an meine Buchagentin Swantje Steinbrink, ohne die dieses Buch gar nicht entstanden wäre.